**Simon Schwörer**

**Aus der Reihe: e-fellows.net stipendiaten-wissen**

e-fellows.net (Hrsg.)

Band 390

# Klonierung des Phosphatidylinositol binding clathrin assembly proteins (PICALM) und Untersuchung der Interaktion mit dem Protein APP in Verbindung mit der Alzheimer Krankheit

GRIN Verlag

**Bibliografische Information der Deutschen Nationalbibliothek:**

Die Deutsche Bibliothek verzeichnet diese Publikation in der Deutschen Nationalbibliografie; detaillierte bibliografische Daten sind im Internet über http://dnb.d-nb.de/ abrufbar.



**Impressum:**



Druck und Bindung: Books on Demand GmbH, Norderstedt Germany
ISBN: 978-3-656-15364-1

**Dieses Buch bei GRIN:**

http://www.grin.com/de/e-book/190555/klonierung-des-phosphatidylinositol-binding-clathrin-assembly-proteins

ulm university universität
uulm

**Medizinische Fakultät der Universität Ulm**
**Bachelorstudiengang Molekulare Medizin**

# Klonierung des Phosphatidylinositol binding clathrin assembly proteins (PICALM) und Untersuchung der Interaktion mit dem Protein APP in Verbindung mit der Alzheimer Krankheit

vorgelegt von
Simon Schwörer

Bachelorarbeit
2011

# Inhaltsverzeichnis

# Abkürzungsverzeichnis

| | |
|---|---|
| Aß | Amyloid-beta |
| Abb. | Abbildung |
| AD | Alzheimer's Desease |
| AICD | APP-Intrazelluläre-Domäne |
| AK | Antikörper |
| AP | Adaptorprotein |
| APP | Amyloid Precursor Protein |
| AS | Aminosäure |
| BACE1 | β-site of APP-cleaving enzyme 1 |
| CCV | Clathrin coated vesicle |
| cDNA | complementary DNA |
| CSF | Cerebrospinal Fluid |
| C-Terminus | Carboxy-Terminus |
| CTF | Carboxy-Terminus-Fragment |
| CVE | Clathrin-vermittelte Endocytose |
| DNA | Desoxyribonucleic Acid |
| E. coli | Escherichia coli |
| (E)GFP | (Enhanced) Green Fluorescent Protein |
| ELISA | Enzyme-linked immunosorbent assay |
| f.c. | final concentration |
| ICC | Immuncytochemie |
| kb | Kilobasen |
| kDa | Kilodalton |
| N-Terminus | Amino-Terminus |
| PBS | Phosphate Buffered Saline |
| PICALM | Phosphatidyl Inositol Clathrin Assembly Lymphoid Myeloid Leukemia Protein |
| RFP | Red Fluorescent Protein |
| RNA | Ribonucleic Acid |

| | |
|---|---|
| RNase | Ribonuclease |
| rpm | rounds per minute |
| RT | Raumtemperatur |
| RT-PCR | Reverse-Transkriptions-PCR |
| sAPP | sekretiertes Amyloid Precursor Protein |
| SH3 | Src Homologie 3 |
| siRNA | small-interfering RNA |
| SNP | Single nucleotide polymorphism |
| TGN | Trans-Golgi-Netzwerk |
| UV | Ultraviolett |
| WB | Western Blot |

# 1 Einleitung

## 1.1 Alzheimer Erkrankung

### 1.1.1 Epidemiologie und Pathologie

Die Alzheimer Erkrankung (AD) ist eine neurodegenerative Erkrankung und mit einer Prävalenz von 6-9 % die Hauptursache von Demenz bei Personen über dem 65. Lebensjahr [Bickel, 2000]. In Deutschland leiden über eine Millionen Menschen an der AD, weltweit waren 2005 über 24 Millionen Menschen betroffen [Ferri et al., 2005], bis 2050 wird sich die Zahl wahrscheinlich mehr als vervierfachen [Prince et al., 2009].

Die AD wurde erstmals 1907 vom deutschen Psychiater und Neuropathologen Alois Alzheimer beschrieben [Alzheimer, 1907]. Im Verlauf der Erkrankung kommt es unter anderem zu einer progressiven Verschlechterung des Erinnerungsvermögens, der Orientierung, des Urteilsvermögens sowie der Sprache; zudem leiden viele Betroffene an Depressionen.

Die ersten Alzheimer-typischen Veränderungen im Gehirn entwickeln sich bereits 20-30 Jahre vor den ersten klinischen Symptomen, was eine frühzeitige klinische Diagnose dieser Erkrankung immer noch sehr schwierig macht.

### 1.1.2 Genetische Risikofaktoren

Grundsätzlich unterscheidet man die familiäre von der sporadischen Form der AD, wobei letztere am häufigsten auftritt. Phänotypisch sind beide jedoch nicht zu unterscheiden.

Bei der familiären, erblichen Form der AD, die bei 5-10 % aller Patienten vorliegt, kommt es bereits vor dem 65. Lebensjahr zum Ausbruch der Krankheit (early-Onset) [Selkoe, 2001]. Bei dieser Form der Erkrankung sind bisher autosomal-dominante Mutationen in drei Genen identifiziert: Amyloid Precursor Protein (APP, Chr. 21), Presenilin 1 (PSEN1, Chr. 14) sowie Presenilin 2 (PSEN2, Chr. 1). Mutationen in diesen Genen führen zur verstärkten Produktion des Peptids Amyloid-beta (Aβ), insbesondere Aβ42, welches am häufigsten in senilen Plaques vorkommt (siehe 1.2.1) [Hardy, 1997; Selkoe, 2001].

Die meisten Fälle von AD betreffen jedoch Personen über 65 Jahren (late-Onset). Für diese Form ist bisher eine Reihe von genetischen Risikofaktoren bekannt. Als hauptsächlicher genetischer Risikofaktor wurde das Allel ε4 des Apolipoproteins E (ApoE) identifiziert, einem Plasmaprotein, welches in den Cholesterintransport involviert ist [Strittmatter et al., 1993].

In genomweiten Assoziationsstudien wurden weitere Gene identifiziert, welche als Risiko- bzw. protektive Faktoren im Zusammenhang mit AD stehen [Waring et al., 2008] (*www.alz.org*).

### 1.1.3 Histopathologie und Amyloid-Hypothese

Im Gehirn von Patienten mit AD treten histopathologisch zwei charakteristische Merkmale auf: Extrazelluläre Senile Plaques sowie intrazelluläre neurofibrilläre Tangles (Abb. 1).

Neurofibrilläre Tangles (NFTs) (Abb. 1B) bestehen aus umeinander gewundenen Filamenten von hyperphosphoryliertem Tau-Protein, einem Mikrotubuli-bindenden Protein. Durch die Hyperphosphorylierung geht die stabilisierende Wirkung auf Mikrotubuli verloren, gleichzeitig kommt es zu einer toxischen Wirkung auf Neurone, indem das patholgische Tau normales Tau sowie andere, Mikrotubuli-stabilisierende Proteine verdrängt und dadurch die Mikrotubulifunktion hemmt [Iqbal et al., 2005].

Hauptbestandteil der senilen Plaques (Abb. 1A) sind unlösbare Aggregate von fehlgefaltetem, 40 bis 42 AS langen Aβ.

In ihrer Amyloid-Kaskaden-Hypothese postulierten Hardy und Higgins 1992, dass die extrazellulären Akkumulationen von Aβ im Gehirn die Hauptursache der AD sind.

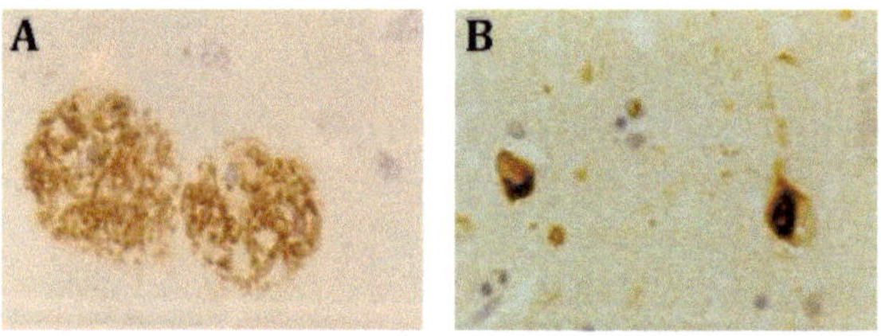


**Abb. 1: Histopathologische Charakteristika der AD. A** Senile Plaques. **B** Neurofibrilläre Tangles. Modifiziert nach [Armstrong et al., 1996].

Danach resultieren die Bildung von NFTs und der weitere Fortschritt der Krankheit von einem Ungleichgewicht zwischen Aβ-Produktion und -Clearence [Hardy et al., 2002; Hardy et al., 1992]. Um die Hypothese zu beweisen muss jedoch weiter daran gearbeitet werden; solange können durchaus auch andere Hypothesen in Betracht gezogen werden.

## 1.2 Amyloid Precursor Protein

Das auf Chromosom 21 gelegene APP-Gen codiert für das Amyloid Precursor Protein (Abb. 2A), einem Transmembranprotein mit extrazellulär gelegenem N- und intrazellulärem C-Terminus. APP gehört zu einer konservierten Genfamilie, kommt ubiquitär vor und besitzt einige Charakteristika eines Zelloberflächenrezeptors, denn es kann sowohl extrazelluläre Liganden als auch intrazelluläre Adaptorproteine binden [Kang et al., 1987]. Die genaue biologische Funktion von APP ist jedoch weiterhin unklar. Im Menschen existieren drei Isoformen die durch alternatives Spleißen entstehen, wobei in Neuronen die 695 AS große Form dominiert (Abb. 2B) [Haass et al., 1991; Selkoe, 2001]. APP reift im endoplasmatischen Retikulum (ER) und unterliegt posttranslationaler Modifikation, unter anderem Phosphorylierung und Glykosylierung. Über den sekretorischen Signalweg gelangt es schließlich an die Plasmamembran (Abb. 3B) [Selkoe, 2001]. Durch die ständig stattfindende Proteolyse und den Transport von APP liegt der Großteil des zellulären APPs im Golgi-Apparat respektive Trans-Golgi-Netzwerk (TGN) vor, nur ein kleiner Teil ist an der Plasmamembran lokalisiert.

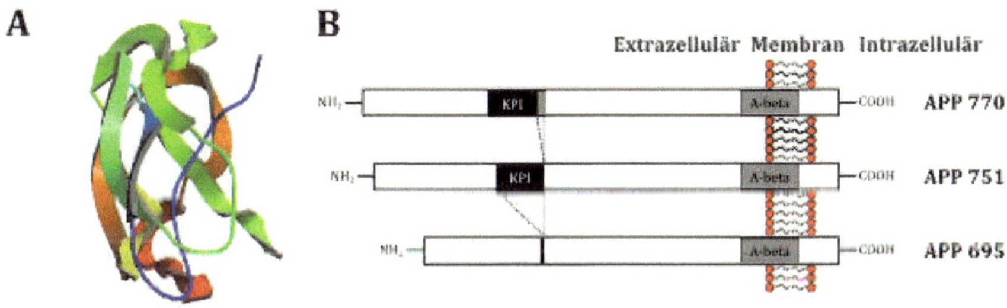


**Abb. 2: APP. A** Kristallstruktur (http://en.wikipedia.org/wiki/Amyloid_precursor_protein) **B** Isoformen. KPI=Kunitz-Protease-Inhibitor-Domäne. Neugestaltet nach [Fukuchi et al., 1998].

### 1.2.1 Prozessierung und intrazellulärer Transport von APP

APP kann auf zwei unterschiedliche Wege prozessiert werden, den amyloidogenen sowie den nicht-amyloidogenen Weg (Abb. 3A).

Der nicht-amyloidogene Signalweg beginnt an der Zelloberfläche mit der Spaltung von APP innerhalb der Aβ-Sequenz durch eine α-Sekretase, wodurch eine Produktion von Aβ verhindert wird [Esch et al., 1990; Sisodia et al., 1990]. Die α-Sekretase zählt zur Familie der A Disintegrin and Metalloproteases (ADAMs) [Allinson et al., 2003] und spaltet APP in das lösliche sekretierte Amyloid Precursor Protein α (sAPPα) sowie das membrangebundene, 83 AS große Carboxy-Terminus-Fragment-α (CTF-α, C83). C83 wird schließlich durch die γ-Sekretase zum nicht-toxischen p3 und der APP-Intrazellulären-Domäne (AICD) weiter prozessiert [Selkoe, 2001].

Für die Prozessierung von APP über den amyloidogenen Weg wird dieses zunächst endocytotisch reinternalisiert und schließlich durch das β-site of APP-cleaving enzyme 1 (BACE1, β-Sekretase, Memapsin 2) in sauren Kompartimenten der Zelle gespalten (Abb. 3B) [Koo et al., 1994; Vassar et al., 1999]. Dabei entstehen das lösliche sekretierte Amyloid Precursor Protein β (sAPPβ) sowie das membrangebundene, 99 AS große Carboxy-Terminus-Fragment-β (CTF-β, C99). Wie C83, so wird auch C99 nachfolgend durch die γ-Sekretase gespalten, was zur Bildung von Aβ und der AICD führt [Selkoe, 2001].

Da die γ-Sekretase, eine Aspartyl-Protease, nur geringe Sequenzspezifität besitzt, kann sie die sAPPs an verschiedenen Stellen im Transmembranbereich spalten, wodurch 40 bis 43 AS lange Aβ-Peptide generiert werden [Selkoe et al., 2007]. Es wird mehr Aβ40 als Aβ42 gebildet, jedoch hat Aβ42 eine stärkere Tendenz zu aggregieren und Fibrillen zu formen, die sich in den senilen Plaques sammeln (Abb. 1) [Kim et al., 2005].

Aufgrund der für die Prozessierung notwendigen zellulären Kolokalisation von APP und BACE1 sind insbesondere Transportprozesse und die beteiligten Proteine von besonderer Wichtigkeit (Abb. 3B). Intrazellulär werden die beiden Proteine durch Clathrin coated vesicles (CCV) über diverse Adaptorproteine (AP) transportiert. Zu den APs zählt unter anderem AP180 [Kim et al., 2000].

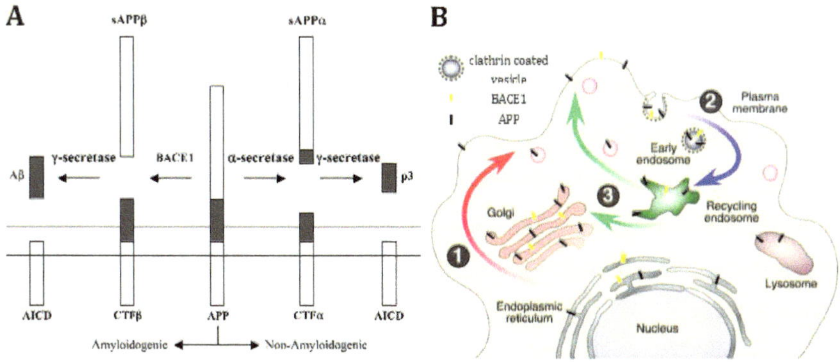


**Abb. 3: Prozessierung und intrazellulärer Transport von APP. A** Amyloidogene und nicht-amyloidogene APP-Prozessierung (vgl. Text). Modifiziert nach [Tang, 2009]. **B** Transport von APP und BACE1. Die beiden Proteine besitzen nach Synthese im ER einen ähnlichen sekretorischen Signalweg zur Zelloberfläche (1). Dort angekommen werden sie rasch über Clathrin coated vesicles endocytotisch aufgenommen (2). APP wird entweder zurück zum Golgi-Apparat transportiert oder in endosomalen Kompartimenten durch BACE1 degradiert (amyloidogener Signalweg) und in Form von Aβ zurück zur Zelloberfläche transportiert (3). Die nicht-amyloidogene Prozessierung von APP findet durch α-Sekretase an der Zelloberfläche statt. Modifiziert nach [Thinakaran et al., 2008].

## 1.3 PICALM

Das Phosphatidyl Inositol Clathrin Assembly Lymphoid Myeloid Leukemia Protein (PICALM, auch AP180-2 bzw. CALM) (Abb. 4) wurde zum ersten Mal 1996 identifiziert. Das dafür codierende Gen auf Chromosom 11 war dabei Teil eines Fusionsgens einer seltenen Translokation, beobachtet in Patienten mit Akuter Myeloider Leukämie [Dreyling et al., 1996].

Im Menschen liegen drei Isoformen von PICALM vor: Die 652 AS große Form entspricht der ganzen Länge des Proteins, bei den 632 AS bzw. 610 AS großen Formen handelt es sich um kürzere Varianten, die durch alternatives Spleißen entstehen [Baig et al., 2010]. PICALM ist das Homolog des hirnspezifischen Clathrin-Adaptorproteins AP180 [Tebar et al., 1999]. Daher wird vermutet, dass auch PICALM eine Rolle im Prozess der Clathrin-vermittelten Endocytose (CVE) spielt. Es konnte gezeigt werden, dass Überexpression als auch Depletion von PICALM die Internalisierung des EGF-Rezeptors durch CCV hemmen. Daher ist PICALM wohl am Prozess der Rezeptor-vermittelten-Endocytose beteiligt, vielleicht sogar speziell für Zelloberflächenrezeptoren [Meyerholz et al., 2005; Tebar et al., 1999].

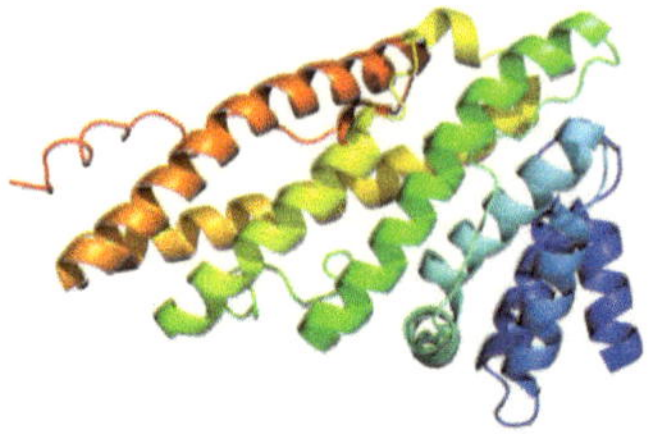

**Abb. 4: Kristallstruktur von PICALM** (http://en.wikipedia.org/wiki/PICALM).

Außerdem wird der endocytotische Transport von VAMP2 (Vesicle-associated membrane protein 2), einem Bestandteil synaptischer Vesikel, ebenfalls entscheidend durch PICALM reguliert. PICALM scheint somit auch am Recycling synaptischer Vesikel durch CVE beteiligt zu sein [Harel et al., 2008].

### 1.3.1 Expressionsmuster und zelluläre Lokalisation von PICALM

PICALM wird in den meisten humanen Geweben exprimiert [Dreyling et al., 1996]. In hippocampalen Neuronen, Astrocyten und Oligodendrocyten der Ratte als auch in humanem Hirngewebe konnte dessen Expression ebenfalls nachgewiesen werden [Baig et al., 2010; Tebar et al., 1999; Yao et al., 2003]. Im menschlichen Gehirn kommt PICALM außerdem in Endothelzellen vor [Baig et al., 2010].

Betrachtet man die intrazelluläre Lokalisation von überexprimiertem PICALM, so ist dieses eher diffus über den kompletten Zellkörper hinweg verteilt, was in HeLa- bzw. COS-Zellen festgestellt wurde. Dabei scheint es im Bereich des Golgi-Apparats zu akkumulieren, je stärker die Expression ist. Ist diese dagegen schwach zeigt sich umso eher eine punktuelle Verteilung im Cytoplasma [Tebar et al., 1999]. Untersuchungen in Ratten-Neuronen zeigten, dass sich PICALM auch in Neuronen gleichmäßig im Zellkörper, vor allem in endosomalen Kompartimenten verteilt, jedoch kaum in Synapsen anzutreffen ist [Yao et al., 2003]. In Neuronen konnten PICALM auch selektive wachstumsfördernde Eigenschaften zugewiesen werden [Bushlin et al., 2008].

### 1.3.2 Assoziation von PICALM mit AD

In mehreren genomweiten Assoziationsstudien wurden kürzlich SNPs im PICALM-Locus mit der Alzheimer Erkrankung signifikant assoziiert [Carrasquillo et al., 2010; Harold et al., 2009; Jun et al., 2010; Lambert et al., 2011; Schjeide et al., 2011]. Dazu siehe auch *www.alzgene.org*.

Nach kombinierter Meta-Analyse ($p=2{,}3*10^{-11}$) ist dabei SNP rs541458, der sich 8 kb 5' zum PICALM-Gen befindend [Harold et al., 2009], einer der Signifikantesten (genomweite Signifikanz für $p<5*10^{-8}$). Schließlich konnte für diesen SNP zum ersten Mal eine Verbindung zwischen Alleldosis und den Leveln von CSF Aβ42, einem etablierten AD-Biomarker, gezeigt werden: Mit steigender Zahl des AD-Risikoallels T nehmen die CSF Aβ42-Level ab, was somit erste Hinweise liefert, inwieweit AD und PICALM pathogenetisch assoziiert sein könnten [Schjeide et al., 2011].

## 1.4 Zielsetzung

Die genauen physiologischen bzw. pathophysiologischen Auswirkungen von PICALM, insbesondere auf Mechanismen, welche in die AD involviert sind, sind noch unbekannt. Wie bereits dargestellt ist APP und das daraus gebildete Aβ an der Entstehung der AD beteiligt, der Amyloid-Hypothese zufolge sogar kausal [Hardy, 1997]. Da APP für die amyloidogene Prozessierung via CVE internalisiert wird und PICALM an der CVE beteiligt ist, ist durchaus ein Zusammenhang beider Proteine vorstellbar [Koo et al., 1994; Tebar et al., 1999].

Vorrangiges Ziel dieser Arbeit ist es nun, die Interaktion von PICALM mit APP in Verbindung mit der AD zu untersuchen.

Über Klonierung soll zunächst ein Konstrukt geschaffen werden, mit dessen Hilfe eine stabile Überexpression von PICALM sowohl in einer murinen als auch einer humanen Zelllinie durchgeführt werden kann, wodurch Untersuchungen der Funktion und der zellulären Lokalisation des Proteins möglich sind. Ausgehend davon wird schließlich mit Hilfe von Western Blot Analyse und Immuncytochemie der Einfluss von PICALM auf APP untersucht.

Diese Arbeit soll somit ein besseres Verständnis über die Mechanismen ermöglichen, inwieweit PICALM mit der AD im Zusammenhang steht.

# 2 Material und Methoden

## 2.1 Material

### 2.1.1 Zelllinien

**NEURO-2A-Zellen (N2A):** Murine Neuroblastomzellen (DSMZ Nr.: ACC 148)

Die Zelllinie entstand aus einem Spontantumor aus Albino Mäusen des Stammes A und wurde 1967 zum ersten Mal in einer in vitro Kultur etabliert [Olmsted et al., 1970]. Da es sich um extrem schnell wachsende neuronale Zellen handelt, die außerdem sehr widerstandsfähig gegen äußere Einflüsse sind, eignen sie sich gut als einfaches Ersatzmodell für primäre Neurone.

**HEK-293-Zellen (HEK):** Humane embryonale Nierenzellen (DSMZ Nr.: ACC 305)

Die originale HEK-Zelllinie wurde 1962 zum ersten Mal durch Transformation menschlicher embryonaler Nierenzellen mit dem Virus SV-40 etabliert [Shein et al., 1962]. Durch Transformation mit DNA des humanen Adenovirus 5 wurde daraus die HEK-293-Zelllinie generiert [Graham et al., 1977]. Erst kürzlich wurde gezeigt dass HEK-293-Zellen bestimmte Neurofilamente (NF) exprimieren, deren Expression charakteristisch für Neuronen in frühen Differenzierungsstadien ist. Demnach besitzen HEK-293-Zellen (im Folgenden als HEK zeichnet) Eigenschaften von neuronalen Vorläuferzellen [Shaw et al., 2002]. Dies und die Tatsache, dass es sich hierbei um humane Zellen handelt, sprechen für ihre Verwendung in der Grundlagenforschung im Rahmen humaner neurodegenerativer Erkrankungen.

### 2.1.2 Bakterienstämme

**Escherichia coli DH5α:** Genotyp: F- end A1 hsd R17 (rk-, mk+) sup E44 thi-1 λ - rec A1 gyr A96 rel A1 D (arg F- lac ZYA) U 169 φ80d lacZDM15

### 2.1.3 Kulturmedien

#### 2.1.3.1 Zellkulturmedien

| Produkt | Katalog-Nr. | Hersteller |
|---|---|---|
| Dulbecco's Modified Eagle Medium (DMEM) | 41966-029 | Invitrogen, Karlsruhe (D) |
| Dulbecco's Phosphate Buffered Saline with $Ca^{2+}/Mg^{2+}$ Solution (PBS+) | H15-001 | PAA, Pasching (A) |
| Fetal Calf Serum (FCS) Gold | A11-151 | PAA, Pasching (A) |

### 2.1.3.2 Bakterienkulturmedien

| Produkt | Katalog-Nr. | Hersteller |
|---|---|---|
| Lysogeny Broth (LB) Medium | X968.1 | Roth, Karlsruhe (D) |
| Lysogeny Broth (LB) Agar | X969.2 | Roth, Karlsruhe (D) |
| Super Optimal Broth (SOC)-Medium | 15544-034 | Invitrogen, Karlsruhe (D) |

## 2.1.4 Antibiotika

| Produkt | Verdünnung | Katalog-Nr. | Hersteller |
|---|---|---|---|
| Kanamycin | 25 µg/ml | 15160-047 | Invitrogen, Karlsruhe (D) |
| Penicillin / Streptomycin | 320 µg/ml / 100 µg/ml | 15070-063 | Biochrom, Berlin (D) |

## 2.1.5 DNA-Vektoren

### 2.1.5.1 Plasmid-Expressionsvektoren

| Vektor | Resistenz | Tag | Hersteller |
|---|---|---|---|
| pcDNA3.1 (-) | Ampicillin | myc-6xhis | Invitrogen, Karlsruhe (D) |
| pEGFP C1, C3 | Kanamycin | GFP | Clonetech, Mountain View, CA (USA) |

### 2.1.5.2 Konstrukte

| Konstrukt | Vektortyp | Hersteller |
|---|---|---|
| APP695-myc | Säugetier Expressionsvektor | Bradley T. Hyman, Mass. General Hospital, Charlestown, MA (USA) |
| APP695-RFP | Säugetier Expressionsvektor | Bradley T. Hyman, Mass. General Hospital, Charlestown, MA (USA) |
| GFP-myc | Säugetier Expressionsvektor | Björn von Einem, Universität Ulm (D) |
| GFP-PICALM | Säugetier Expressionsvektor | Simon Schwörer, Universität Ulm (D) |
| GFP-RFP | Säugetier Expressionsvektor | Bradley T. Hyman, Mass. General Hospital, Charlestown, MA (USA) |

| PICALM-GFP | Säugetier Expressionsvektor | Björn von Einem, Universität Ulm (D) |
|---|---|---|
| PICALM-myc | Säugetier Expressionsvektor | Björn von Einem, Universität Ulm (D) |

### 2.1.6 Oligonukleotide

| Name | Sequenz | Tm [°C] | Hersteller |
|---|---|---|---|
| PICALM-GFP_FP2 | 5'-TAC TCG AGA TAT GTC CGG CCA -3' | 55 | biomers.net, Ulm (D) |
| PICALM-GFP_RP2 | 5'-CGC GGA TCC TTA CAT AAA CTG TAT CT-3' | 56 | biomers.net, Ulm (D) |

Tm=melting temperature (Schmelztemperatur)

### 2.1.7 Labormaterialien und -chemikalien

| Name | Katalog-Nr. | Hersteller |
|---|---|---|
| Agarose | A9539 | Sigma-Aldrich, München (D) |
| Albumin Standard (BSA) | 23209 | Pierce/Thermo Scientific, Rockford, IL (USA) |
| Blotting Filter Papier 2,5 mm dick | LC2008 | Invitrogen, Karlsruhe (D) |
| dNTP Mix | N0447 | New England Biolabs, Schwalbach (D) |
| Dulbecco's Phosphate Buffered Saline without $Ca^{2+}/Mg^{2+}$ Solution (PBS) | G1001,3010 | PAA, Pasching (A) |
| Milchpulver | T145.3 | Roth, Karlsruhe (D) |
| MOWIOL 4-88 | 475904 | Merck, Darmstadt (D) |
| Normal Goat Serum & Normal Donkey Serum | 005-000-121 & 017-000-001 | Jackson Immuno Research, West Grove, PA (USA) |
| Novex® NuPAGE Bis-Tris 4-12 % Gradient Gel | WG1401BOX | Invitrogen, Karlsruhe (D) |
| NuPage LDS sample buffer (4x) | NP0007 | Invitrogen, Karlsruhe (D) |
| Rotiblock (10x) | A151.1 | Roth, Karlsruhe (D) |
| RotiImmunoblock (10x) | T144.1 | Roth, Karlsruhe (D) |
| SatisFection™ | 204123 | Stratagene, La Jolla, CA (USA) |
| Triton X 100 | T-8787 | Sigma-Aldrich, München (D) |
| Trypsin EDTA (Ethylendiamintetraacetat) (1:250) | L15-004 | PAA, Pasching (A) |
| Tween-20 | 9127.1 | Roth, Karlsruhe (D) |
| Westran S PVDF Blotting Membran | 10413096 | Whatman, Dassel (D) |

### 2.1.8 Puffer

| Name | Zusammensetzung |
|---|---|
| Brain Extraction Buffer (BEX) | 25mM Tris pH 8.0, 20mM NaCl, 0.6 % w/v |

| | |
|---|---|
| | Deoxycholat, 0.6 % w/v NP-40 |
| Blocking Puffer (WB) | 1x RotiBlock (Roth), 0.25 % w/v Milchpulver |
| Blocking Puffer (ICC) | 1x Roti-immunoblock (Roth), 2% Normal goat serum, 2 % Normal donkey serum, 0,05 % NaN3 |
| Easyprep Lysispuffer | 10mM Tris, 1mM EDTA, 1 5% w/v Sucrose, 0.2 % w/v Lysozym, 0.01 % w/v BSA, 0.04 % w/v RNase |
| Fixationspuffer (ICC) | 1x PBS, 4 % v/v Paraformaldehyd, 4 % v/v Sucrose |
| Permeabilisierungspuffer (ICC) | 1x PBS, 0. 2% v/v Triton X-120 |
| TAE (Tris-acetat-EDTA) Puffer | 40 mM Tris, 20mM Essigsäure, 1 mM EDTA pH 8,0 |
| Transferpuffer pH 8.0 | 25mM Tris, 25mM Bicin, 10 % Methanol |
| Waschpuffer (WB) | 1x PBS, 0.1 % v/v Tween-20 |

WB=Western Blot; ICC=Immuncytochemie

## 2.1.9 Kits

| Produkt | Katalog-Nr. | Hersteller |
|---|---|---|
| BCA (Bicinchoninsäure) protein Assay Reagent Kit | 23227 | Pierce/Thermo Scientific, Rockford, IL (USA) |
| PureLink™ HiPure Plasmid Miniprep Kit | K2100-02 | Invitrogen, Karlsruhe (D) |
| PureLink™ HiPure Plasmid DNA Maxiprep Kit | K2100-7 | Invitrogen, Karlsruhe (D) |
| PureLink™ PCR Purification Kit | K3100-01 | Invitrogen, Karlsruhe (D) |
| PureLink™ Quick Gel Extraction Kit | K2100-12 | Invitrogen, Karlsruhe (D) |
| Quick Ligation Kit | M2200S | New England Biolabs, Schwalbach (D) |

## 2.1.10 Antikörper

### 2.1.10.1 Primärantikörper

| Name | Herkunft | | Verwendung | Verdünnung | Katalog-Nr. | Hersteller |
|---|---|---|---|---|---|---|
| anti-APP C-term | rb | pc | WB | 1:1500 | A8717 | Sigma-Aldrich, München (D) |
| anti-APP N-term (22C11) | ms | mc | WB | 1:1500 | MAB348 | Millipore, Billerica, MA (USA) |
| anti-BACE1 | rb | pc | WB | 1:1500 | 195111 | Merck, Darmstadt (D) |
| anti-CALM (C-18) | gt | mc | WB | 1:1000 | sc-6433 | Santa Cruz, Santa Cruz, CA (USA) |
| anti GFP | rb | pc | WB | 1:2500 | G5144 | Sigma-Aldrich, München (D) |

| | | | | | | |
|---|---|---|---|---|---|---|
| anti-GM 130 | ms | | ICC | 1:1000 | 610822 | BD Biosciences, Heidelberg (D) |
| anti-LRP1 (8B8) | ms | mc | WB | 1:1000 | sc-57352 | Santa Cruz, Santa Cruz, CA (USA) |
| anti-c-myc (9E10) | ms | mc | WB | 1:2500 | M4439 | Sigma-Aldrich, München (D) |
| anti-c-myc | rb | pc | ICC | 1:1000 | C 3956 | Sigma-Aldrich, München (D) |
| anti-RFP | rb | pc | WB | 1:2500 | ABIN 129578 | Antikörper Online, Aachen (D) |
| anti-ß-Aktin (AC-15) | ms | mc | WB | 1:7500 | A5441 | Sigma-Aldrich, München (D) |

mc=monokonal; pc=polyklonal

## 2.1.10.2 Sekundärantikörper

| Name | Her-kunft | Verwen-dung | Kon-jugat | Ex max | Em min | Farbe | Verdün-nung | Katalog -Nr. | Hersteller |
|---|---|---|---|---|---|---|---|---|---|
| anti-gt IgG | rb | WB | HRP | | | | 1:10000 | 61-1620 | Invitrogen, Karlsruhe (D) |
| anti-ms IgG | gt | WB | HRP | | | | 1:10000 | 62-6520 | Invitrogen, Karlsruhe (D) |
| anti-rb IgG | gt | WB | HRP | | | | 1:10000 | 65-6120 | Invitrogen, Karlsruhe (D) |
| anti-ms IgG | dk | ICC | Alexa 647 | 650 nm | 668 nm | magen-ta | 1:750 | A31571 | Invitrogen, Karlsruhe (D) |
| anti-rb IgG | gt | ICC | Alexa 488 | 495 nm | 519 nm | grün | 1:750 | A11034 | Invitrogen, Karlsruhe (D) |
| anti-rb IgG | gt | ICC | Alexa 549 | 556 nm | 573 nm | Rot | 1:750 | 35558 | Pierce/Ther-mo Scientific, Rockford, IL (USA) |

HRP=Horseradish peroxidase; dk=deonkey; gt=gout; rb=rabbit

## 2.1.11 DNA- und Proteinstandards

| Produkt | Katalog-Nr. | Hersteller |
|---|---|---|
| MagicMark™ XP Western Protein Standard | LC5602 | Invitrogen, Karlsruhe (D) |
| MassRuler™ Express Reverse DNA Ladder Mix | SM1293 | Fermentas, St. Leon-Rot (D) |
| Novex® Sharp PreStained Protein Standard | LC5800 | Invitrogen, Karlsruhe (D) |

### 2.1.12 Enzyme

| Name | Hersteller |
|---|---|
| Phusion DNA Polymerase | Finnzymes, Vantaa (FIN) |
| Quick Ligase | New England Biolabs, Schwalbach (D) |
| Restriktionsendonukleasen | New England Biolabs, Schwalbach (D) |
| RNase A | Invitrogen, Karlsruhe (D) |

### 2.1.13 Geräte

| Apparatur bzw. Verwendung | Produktname | Hersteller |
|---|---|---|
| ELISA Reader/Spektrometer | PowerWave 200, Micro plate scanning spectrophotometer | BIO-TEK Instruments, Bad Friedrichshall (D) |
| CCD Kamera | LAS1000 Intelligent dark box | FujiFilm GmbH, Düsseldorf (D) |
| Fluoreszenzmikroskop | Axiovert 200 | Carl Zeiss, Jena (D) |
| Gelelektrophorese-Kammer | Sub-Cell GT | Biorad, München (D) |
| Inkubator 37°C | B 15 | Heraeus, Hanau (D) |
| Mini-Zentrifuge | Minispin plus (F 45-12-11 rotor) | Eppendorf, Hamburg (D) |
| Spektrometer | Nanodrop1000 V. 3.7.1 | Pierce/Thermo Scientific, Rockford, IL (USA) |
| PCR | Thermocycler T3 | Biometra, Göttingen (D) |
| Pipetten | Research & Research 12-channel | Eppendorf, Hamburg (D) |
| Semidry Blotter | Trans-Blot SD | Biorad, München (D) |
| Schüttler, rotierend | Rotamax 120 | Heidolph, Schwabach (D) |
| Thermomixer | Thermomixer comfort | Eppendorf, Hamburg (D) |
| Vortexer | Reax top | Heidolph, Schwabach (D) |
| Zellkultur-Inkubator | Biosafe eco | Heraeus, Hanau (D) |

### 2.1.14 Software

Adobe Acrobat Reader, Version 9, http://www.adobe.com/

Axio Vision 40, Version 4.8, http://www.zeiss.com/

Finnzymes TM-Calculator, http://www.finnzymes.com

Image Reader LAS-1000 Pro, Version 2.5, Fuji Photo Film Co, LDT

Inkscape, Version, 0.48 http://www inkscape.org/

KC4, BIO-TEK

MS Office 2007 (Word, PowerPoint, Excel)

Paint.Net, Version 3.5.8, http://www.getpaint.net/

pDraw32, Acaclone, Version Revision 1.1.110, http://www.acaclone.com/

## 2.2 Methoden

### 2.2.1 Zellkulturmethoden

#### 2.2.1.1 Kultivierung der Zellen

Die Zelllinien N2A und HEK werden bei 37°C, 5 % $CO_2$ im Brutschrank kultiviert. Dabei wird DMEM-Medium mit 10 % FCS und 1 % Penicillin/Streptomycin verwendet.

#### 2.2.1.2 Transfektion

Durch Transfektion von Plasmidkonstrukten, die für das gewünschte Protein kodierende cDNA enthalten, ist es möglich dieses in den jeweiligen Zelllinien zu überexprimieren. Dafür wird eine bestimmte Anzahl von Zellen, abhängig von Anwendung und Zelllinie, auf eine 24-Well-Platte mit Deckglässchen (Immuncytochemie), 12-Well-Platte (Lysate) bzw. 96-Well-Platte (MTT-Assay) ausgesät und im Brutschrank bei 37°C, 5 % $CO_2$ inkubiert, bis die Zellen eine Dichte von 75-90 % erreicht haben.

#### 2.2.1.3 Transfektion mit der Calcium-Phosphat-Methode

Die Calcium-Phosphat-Methode ist ein günstiges, schnelles und einfaches Verfahren, um insbesondere HEK-Zellen zu transfizieren. Die DNA wird dabei in Form von feinkörnigen Calciumphosphat-Präzipitaten auf die Zellen gegeben und diese durch Endocytose von der Zelle aufgenommen.

In einem Eppendorf-Gefäß werden 1x HBS (20mM HEPES, 140mM NaCl, 5mM Dextrose, 50mM KCl, 140mM $Na_2HPO_4(7H_2O)$, pH 7.1) und 2 µg DNA des entsprechenden Plasmidkonstrukts vermischt und anschließend 2,5M $CaCl_2$ in jedes Gefäß dazugegeben. Es folgen 20 min Inkubation bei RT, nach welcher der gesamte Transfektionsmix tropfenweise auf die entsprechenden Wells verteilt wird. Die transfizierten Zellen werden über Nacht bei 37°C, 5 % $CO_2$ inkubiert und 24-48 Stunden nach Transfektion weiterverarbeitet.

#### 2.2.1.4 Transfektion mit SatisFection™

Das Transfektionsreagenz SatisFection™ (Stratagen) wird zur Transfektion von N2A-Zellen verwendet. SatisFection™ ist ein kationisches Polymer, das an die DNA bindet und sie kondensiert, sodass sie durch Endocytose in die Zelle geschleust werden kann. Für die Transfektion wird die DNA des entsprechenden Plasmidkonstrukts mit serumfreiem Medium und SatisFection™ vermengt und 15 min bei Raumtemperatur inkubiert. Anschließend wird der Transfektionsansatz auf die Zellen getropft und die transfizierten Zellen über Nacht bei 37°C, 5 % $CO_2$ inkubiert und 24-48 Stunden nach Transfektion weiterverarbeitet.

#### 2.2.1.5 Zelllyse

Zur Detektion der überexprimierten Proteine werden Zelllysate der jeweiligen Zellen hergestellt und anschließend mittels Western Blot Methode identifiziert.
24-48 Stunden nach Transfektion werden die Zellen lysiert, dabei wird zunächst das Medium abgesaugt, die Zellen mit 1x PBS gewaschen und danach das PBS entfernt. Die folgenden Schritte erfolgen unter Lagerung der Zellen auf Eis. In jedes Well wird 100 µl Lysepuffer (BEX) gegeben und für 10 min auf Eis inkubiert. Anschließend werden die Zellen mittels Zellschaber herunter gekratzt und die Zellsuspension in ein Eppendorf-Gefäß überführt, welches dann bei 14.000x g bei 4°C zentrifugiert wird. Das Pellet wird verworfen und der Überstand bei -20°C gelagert.

### 2.2.2 Proteinmethoden

#### 2.2.2.1 Proteinkonzentrationsbestimmung durch BCA-Messung

Zur Bestimmung der Proteinkonzentration der Zelllysate wird das Bicinchoninsäure (BCA)-Verfahren verwendet [Smith et al., 1985]. Grundlage ist dabei die Biuret-Reaktion: Proteine reduzieren $Cu^{2+}$-Ionen im alkalischen Milieu zu $Cu^{+}$-Ionen. Diese reagieren mit dem Natriumsalz der Bicinchoninsäure zu einem violetten Farbstoff,

welcher sein Absorptionsmaximum bei 562 nm besitzt, wobei das Absorptionslevel proportional zum Proteingehalt der zu messenden Probe ist.
Dazu werden 20 µl einer 1:4 Verdünnung des Lysates in BEX in einer Doppelbestimmung auf eine 96-Well-Platte aufgetragen. Als Standard dient dabei eine Konzentrationsreihe von 0-2 µg/ml des Bovinen Serumalbumins (BSA). Zu Proben und Standard werden 200 µl des BCA-Reagenz aus dem BCA protein Assay Reagent Kit (Pierce/Thermo Scientific) zugefügt und die Platte bei 37°C für 30 min inkubiert. Anschließend wird die Extinktion bei 562 nm gemessen und mittels Standardreihe (BSA) die jeweils spezifische Proteinkonzentration der Probe berechnet.

### 2.2.2.2 SDS-PAGE

Mit der Natriumdodecylsulfat-Polyacrylamidgelelektrophorese (engl.: **s**odium **d**odecyl **s**ulfate **p**olyacrylamide **g**el **e**lectrophoresis, SDS-PAGE) lassen sich Proteine nach ihrer Größe im elektrischen Feld auftrennen. Dies geschieht auf Grundlage der negativen Ladung, die den Proteinen durch SDS verliehen wird und der Tatsache, dass größere Proteine langsamer wandern als Kleinere.
Zunächst werden die Zelllysate mit Lithiumdodecylsulfat (LDS) vermischt, welches eine bessere Löslichkeit als SDS in den bei der Lyse und hier verwendeten Puffern zeigt. LDS verleiht den im Lysat enthaltenen Proben eine konstant negative Ladung, sodass die Auftrennung unabhängig von der Ladung der Proteine erfolgen kann. Außerdem wird Dithiothreitol (DTT) zur Spaltung von Disulfidbrücken dazugeben. Die Proben werden 10 min bei 70°C erhitzt, um Sekundär- und Tertiärstrukturen aufzubrechen und anschließend auf das Gel (NuPAGE Novex Bis-Tris 4-12 % Gradient Gel (Invitrogen)) geladen. Die Elektrophorese findet unter Verwendung von MOPS bzw. MES Laufpuffer (Invitrogen) für 90 min bei 150 V statt. Als Längenstandard dienen MagicMark™ XP (Invitrogen) und Novex® Sharp (Invitrogen).

### 2.2.2.3 Western Blot

Über einen Western Blot werden Proteine von einem SDS-PAGE Gel auf eine PVDF (Polyvinylidenfluorid)-Membran übertragen und anschließend über chemische Reaktionen, in diesem Fall Antikörper-Antigen-Reaktionen, nachgewiesen.

Zunächst wird die Membran für wenige Sekunden in 100 % Methanol aktiviert, in $ddH_2O$ gewaschen und mit Whatmanpapier in 1x Transferpuffer für einige Minuten inkubiert. Filterpapier, Membran, Gel und wiederum Filterpapier werden auf die untere Elektrodenplatte (Anode) der Trans-Blot SD Semi-Dry Transfer Cell (Biorad) platziert, dabei werden auf jeder Lage Luftblasen mit einer Kunststoffrolle entfernt. Schließlich wird die zweite Elektrodenplatte (Kathode) aufgesetzt, sodass der Proteintransfer bei 25 V für 45 min stattfinden kann.

### 2.2.2.4 Detektion von Proteinen

Um die gewünschten Proteine auf der Membran sichtbar zu machen wird diese direkt nach dem Transfer zunächst 1 h bei RT mit 1x Roti-Block + 0,25 % Milchpulver inkubiert, um unspezifische Bindungen zu blocken. Danach wird die Membran über Nacht bei 4°C mit dem jeweiligen Primärantikörper inkubiert. Nach drei jeweils zehnminütigen Wachvorgängen mit 1x PBS + 0,01 % Tween 20, um ungebundenen Antikörper zu entfernen, wird die Membran für 1 h bei RT mit dem Sekundärantikörper (1:10.000), der an die Meerrettichperoxidase (HRP, **h**orse**r**adish **p**eroxidase) gekoppelt ist, behandelt. Nach erneutem dreimaligem Waschen werden die Proteinbanden auf der Membran schließlich mit Hilfe eines Enhanced Chemiluminescence Reagenz (ECL) (PJK) im Intelligent DarkBox LAS-1000 (FujiFilm) detektiert.

### 2.2.2.5 Immuncytochemie (ICC)

Die Immuncytochemie dient zum Nachweis der zellulären Lokalisation von überexprimierten Proteinen.

Dafür werden Zellen in einer 24-Well-Platte auf Deckglässchen mit geringer Zelldichte ausgesät und am nächsten Tag transfiziert, um Einzelzellen analysieren zu können. Bei der Verwendung von HEK-Zellen werden die Deckglässchen 1 Stunde vor dem Aussäen mit Poly-D-Lysin beschichtet und dreimal mit 1x PBS+ gewaschen. Am Tag nach der Transfektion wird das Medium abgenommen und die Zellen dreimal direkt nacheinander mit 200 µl 1x PBS+ gewaschen. Anschließend werden die Zellen mit 200 µl 4 % Paraformaldehyd (PFA) mit 4 % Sucrose für 10 min bei RT fixiert. Mittels 0.2 % Triton X-100 in 1x PBS+ werden die Zellmembranen permeablisiert. Danach wird für 1 h bei RT auf einem Schüttler mit 1x Immunoblock (1x Rotiblock, 2 % Normal Goat Serum /

Normal Donkey Serum, 0.05 % NaN3 in PBS+) geblockt. Die Detektion der überexprimierten Proteine findet entweder direkt über Living Color Tags wie GFP oder durch Antikörper (AK), welche für andere Proteintags, z.B. c-myc, spezifisch sind, statt. Die Zellen werden mit 200 µl Primärantikörper (1:1.000 in 1x ICC Blocking Puffer) über Nacht bei 4°C inkubiert. Am nächsten Tag werden die Zellen dreimal für jeweils 10 min mit 1x PBS+ gewaschen und anschließend für 1 h bei RT in einer dunklen Box mit dem jeweiligen Sekundärantikörper (1:750 in 1x ICC Blocking Puffer) inkubiert. Dieser ist an ein Alexa-Fluorophor gekoppelt und kann so im Fluoreszenzmikroskop detektiert werden. Nach drei letzten Waschschritten werden die Deckgläschen auf einem Objektträger mit Mounting-Solution (MOWIOL, DAPI (4',6-Diamidin-2-phenylindol)) eingedeckelt. Am nächsten Tag wird das überschüssige MOWIOL entfernt und die Objektträger unter einem Fluoreszenzmikroskop (Axiovert 200 (Carl Zeiss)) analysiert.

### 2.2.2.6 MTT-Assay

Über den MTT-Assay kann die Zytotoxizität diverser Agentien, in diesem Fall verschiedener DNA-Plasmidkonstrukte, untersucht werden. Zu Grunde liegt die Reduktion des gelben Tetrazols MTT (3-(4, 5-Dimethylthiazolyl-2)-2, 5-diphenyltetrazoliumbromid) zum violetten Formazan (Abb. 5), was nur in Mitochondrien metabolisch aktiver, d. h. lebender Zellen möglich ist. Die Quantifizierung erfolgt durch spektroskopische Analyse von gelöstem Formazan.

Dafür werden N2A-Zellen auf einer 96-Well-Platte ausgesät und am nächsten Tag transfiziert. Als Negativkontrolle dient dabei Rotenon (f.c. 1µM), welches die Atmungskette und damit die ATP-Synthese in den Mitochondrien blockiert. Am Tag nach der Transfektion werden zu jedem Well 10 µl MTT-Reagenz (10 mg/ml) zugegeben und die Platte für 4 h bei 37°C im Brutschrank inkubiert. Nach anschließender Entfernung des Mediums werden die entstandenen Formazan-Kristalle mit 100 µl MTT-Solvent (0.1N HCl in Isopropanol)/Well für 15 min auf einem Schüttler gelöst. Die Messung der Extinktion erfolgt bei 570 und 630 nm (Referenzwert).

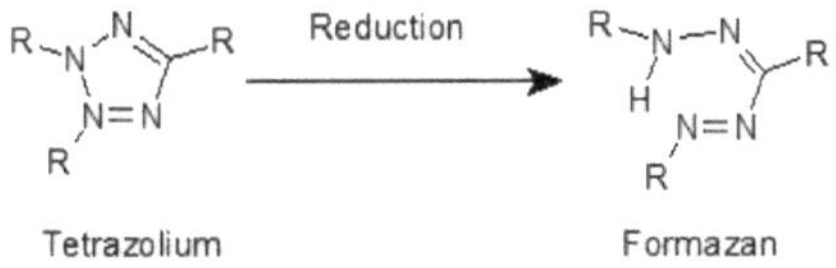


**Abb. 5: Reduktion von Tetrazolium zu Formazan** (http://en.wikipedia.org/wiki/Formazan).

## 2.2.3 DNA-Methoden und Klonierung

### 2.2.3.1 Polymerasekettenreaktion (PCR)

Die PCR ist ein einfaches in vitro Verfahren zur Amplifikation von DNA-Fragmenten. Zum Ansatz gehören ein doppelsträngiges DNA-Template, welches das zu amplifizierende DNA-Fragment enthält sowie Forward- und Reverse-Primer, d.h. kurze einzelsträngige Oligonukleotide komplementär zur Anfangfangs- bzw. Endsequenz des DNA-Fragments. Ausgehend davon synthetisiert eine hitzestabile DNA-Polymerase (Taq) aus dNTPs (**D**esoxy**n**ukleotid**trip**hosphate) neue DNA-Stränge. Außerdem wird ein Puffer, in dem das Enzym besonders gut arbeitet, benötigt.

Nach anfänglicher Denaturierung der DNA wird ein dreischrittiger Zyklus (vgl. Tabelle 1) 20-40 Mal wiederholt: Auftrennung der DNA-Doppel- in Einzelstränge (94-98°C); Anlagerung der Primer an den DNA-Zielbereich (50-70°C); Bindung der DNA-Polymerase und Elongation der DNA-Einzelstränge (72°C).

**Tabelle 1: Verwendetes PCR-Programm**

| | | | |
|---|---|---|---|
| Initiale Denaturierung | 98°C | 30 sec | |
| Denaturierung | 98°C | 10 sec | 35 Zyklen |
| Anlagerung | 66°C | 10-30 sec | |
| Elongation | 72°C | 90 sec | |
| Finale Elongation | 72°C | 10 min | |
| | 4°C | ∞ | |

Die PCR-Produkte werden aufgereinigt und anschließend 10 µl davon in einer Agarose-Gelelektrophorese (2.2.3.3) analysiert, um eine erfolgreiche PCR zu bestätigen.

### 2.2.3.2 PCR-Aufreinigung

Zur Entfernung von Salzen, Puffern und Enzymen werden die PCR-Produkte mit Hilfe des PureLink™ PCR Purification Kits (Invitrogen) nach Hersteller-Protokoll aufgereinigt.

### 2.2.3.3 Agarose-Gelelektrophorese

Die Agarose-Gelektrophorese erlaubt die Auftrennung von DNA-Fragmenten der Größe nach. Dabei macht man sich die negative Ladung der DNA zunutze, indem die DNA-Fragmente in einem elektrischen Feld durch eine Gelmatrix laufen gelassen werden, wobei kürzere Fragmente schneller und damit weiter laufen als Größere.
Die verwendeten Gele enthalten 1 % Agarose in 1x TAE-Puffer (40mM Tris, 20mM Essigsäure, 1mM EDTA pH 8,0), welche zunächst aufgekocht und mit dem unter UV-Licht DNA-interkalierenden Reagenz Ethidiumbromid versetzt wird. Anschließend wird das Gemisch in eine Kammer mit Kämmen gegossen. Nach dem Aushärten werden die Kämme entfernt, das Gel mit 1x TAE-Puffer übergossen und die Proben zusammen mit 6x Loading Dye (Fermentas, f.c. 1x) in die Geltaschen pipetiert. Als Größenstandard wird der MassRuler™ Express DNA Ladder Mix (Fermentas) verwendet. Die Auftrennung findet im elektrischen Feld bei 90 V für 30 min statt und danach wird das Gel schließlich unter UV-Licht analysiert.

### 2.2.3.4 Restriktionsverdau

Um das per PCR amplifizierte DNA-Fragment in Plasmid-Vektoren einbringen zu können müssen sowohl PCR-Produkt als auch Vektor mit den gleichen Restriktionsenzymen geschnitten werden. Dazu wird jeweils ein Gemisch aus DNA, Restriktionsenzymen und zugehörigem Puffer, BSA (abhängig vom jeweiligen Restriktionsenzym) und $ddH_2O$ hergestellt (siehe Tabelle 2). Die beiden Ansätze werden für 1 h bei 37°C verdaut.

**Tabelle 2 : Ansatz für den Restriktionsverdau**

| | **PCR-Produkt** | **Plasmid-Vektor** |
|---|---|---|
| DNA (5-10 µg) | 45 µl | 5 µl |
| Restriktionsenzym(e) | Je 1 µl | Je 0,5 µl |
| 10x Puffer (f.c. 1x) | 6 µl | 2 µl |

| 10x BSA (f.c. 1x) | 6 µl | 2 µl |
|---|---|---|
| $ddH_2O$ | 1 µl | 10 µl |
| Gesamtmenge | 60 µl | 20 µl |

Anschließend wird über eine Agarose-Gelelektophorese wie oben beschrieben analysiert, ob der Verdau erfolgreich war (Abb. 8A).

### 2.2.3.5 DNA-Extraktion aus Agarose-Gelen

Um die richtigen Produkte des Restriktionsverdaus weiter verwenden zu können müssen diese aus dem Agarose-Gel extrahiert werden. Dazu werden die entsprechenden Banden mit einem Skalpell aus dem Gel ausgeschnitten und die DNA mit Hilfe des PureLink™ Quick Gel Extraction Kits (Invitrogen) extrahiert und aufgereinigt.

### 2.2.3.6 Messung der DNA-Konzentration

Zur Bestimmung der DNA-Konzentration der aufgereinigten Proben wird ein Teil davon auf einem Agarose-Gel gegen die gleiche Menge Längenstandard bekannter Konzentration aufgetragen und eine Gelelektrophorese wie oben beschrieben durchgeführt (Abb. 8B). Durch Vergleich der Intensität der Banden der Probe mit der des Längenstandards ist es möglich, auf den DNA-Gehalt der Probe zu schließen.

Eine weitere Methode zur Messung der DNA-Konzentration ist das Nanodrop Verfahren, bei dem mittels Spektrometrie hochsensitiv und mit geringen DNA-Mengen die DNA-Konzentration bestimmt wird.

### 2.2.3.7 Ligation

Bei der Ligation wird das verdaute DNA-Fragment (Insert) in den durch den Verdau mit den gleichen Restriktionsenzymen aufgetrennten Vektor integriert. Bei der vorherigen Verwendung von Restriktionsenzymen mit unterschiedlicher Erkennungs- und Schnittsequenz entstehen im Verdau unterschiedliche „sticky ends", durch welche das Insert nur in der gewünschten Orientierung in den Vektor eingebracht werden kann (gerichtete Ligation). Für die Ligation wird ein Verhältnis von 1:3 Insert:Vektor verwendet. Für 50 ng Vektor ergibt sich die einzusetzende Menge Insert aus folgender Formel: $\frac{50\,ng\,Vektor \cdot X\,bp\,Insert \cdot 3}{X\,bp\,Vektor} = X\,ng\,Insert.$

In einem 20 µl Ansatz wird die Ligation mit 0,5 µl QuickLigase (New England Biolabs) und 10 µl 2x Ligationspuffer (f.c. 1x) für 7 min bei 25 °C durchgeführt. Die Proben werden sofort weiterverwendet bzw. bis zum Gebrauch eingefroren.

### 2.2.3.8 Transformation

Z-kompetente E.coli (DH5α) werden auf Eis aufgetaut, mit 3-5 µl Ligationsansatz bzw. 5 ng reinem Plasmidvektor gemischt und für 10 min auf Eis inkubiert. Anschließend werden 200 µl vorgewärmtes SOC-Medium zugegeben und der Ansatz für 1 h bei 37°C auf einem Schüttler (350 rpm) inkubiert. Da die verwendeten Plasmide alle eine Kanamycin-Resistenz besitzen, werden 50 µl des Ansatzes, außerdem das resuspendierte Pellet auf jeweils einer Kanamycin-LB-Agarplatte ausplattiert. Die Platten werden über Nacht für 37°C inkubiert und am nächsten Tag gewachsene Einzelklone für die Durchführung einer Easy-, Mini- oder Maxiprep gepickt.

### 2.2.3.9 Easyprep

Die Easyprep ist eine einfache und schnelle Methode, Plasmid-DNA zu isolieren und auf positiv transformierte Bakterienklone zu testen [Berghammer et al., 1993]. Dafür wird 1 ml LB-Medium plus entsprechendes Antbiotikum mit gepickten Einzelklonen aus der transformierten Platte mittels Zahnstocher angeimpft. Um positive Klone später schneller zu finden werden die gepickten Klone vorher auf einer Sicherheitsplatte ausgestrichen. Zur besseren Versorgung der Bakterien mit Sauerstoff werden die Eppendorff-Gefäße im Deckel eingestochen und schließlich über Nacht bei 37°C im Schüttler (1100 rpm) inkubiert. Am nächsten Tag wird bei RT nach 75 sec Zentrifugation (14.000x g) der Überstand verworfen und das Pellet in 50 µl Lysispuffer (10mM Tris (pH 8,0), 1mM EDTA, 15 % Sucrose, 0,4 mg/ml RNAse A, 2 mg/ml Lysozym, 0,1 mg/ml BSA) resuspendiert. Nach 5 min Inkubation im Schüttler (600 rpm) werden die Proben „geschockt", indem sie zunächst 30 sec bei 100°C erhitzt und gleich darauf 60 sec auf Eis gelagert werden. Danach wird für 20 min bei RT zentrifugiert (14.000x g) und 3-5 µl der Überstände in einen Test-Restriktionsverdau eingesetzt. Dabei wurde wie oben beschrieben vorgegangen (Abb. 8C).

### 2.2.3.10 Plasmidisolierung mit Kits

Um Plasmide in aufgereinigter und hochkonzentrierter Form vorliegen zu haben werden PureLink™ HiPure Plasmid Mini/Maxi Kits (Invitrogen) verwendet. Dabei werden 5 ml (Mini) bzw. 150 ml (Maxi) LB-Medium plus jeweiligem Antibiotikum mit positiven E.coli-Klonen angeimpft, über Nacht bei 37°C in einem Schüttler (160 rpm) inkubiert und am nächsten Tag weiter nach beiliegendem Protokoll des Herstellers (Invitrogen) vorgegangen.

### 2.2.3.11 Glycerinstocks

Um positive Klone langfristig zu lagern werden 500 µl der Bakteriensuspension mit 500 µl 50 % Glycerin in einem Cryo-Tube gemischt und bei -80°C tiefgefroren.

# 3 Ergebnisse

## 3.1 Klonierung und Überexpression von PICALM

Um die physiologischen Auswirkungen von PICALM sowohl in N2A- als auch in HEK-Zellen sowie dessen zelluläre Lokalisation untersuchen zu können, musste zu allererst eine stabile PICALM-Überexpression im Western Blot nachgewiesen werden.

### 3.1.1 Expressionstest C-terminal getagter PICALM-Konstrukte

Vor Beginn meiner Arbeit wurden die Plasmid-Konstrukte PICALM-GFP und PICALM-myc, deren Tag sich am C-Terminus von PICALM befindet, von Björn von Einem (Universität Ulm) kloniert. Um deren Expression zu testen wurden N2A-Zellen entweder mit PICALM-GFP oder mit PICALM-myc transfiziert. Als Kontrolle diente der Leervektor pEGFP-C3.

Die Western Blot Analyse der Zelllysate zeigt zunächst, dass endogenes PICALM von den Zellen relativ stark exprimiert wird (Abb. 6, anti-CALM-AK). Da es sich hier um murine Zellen handelt sind Isoformen anderer, aber ähnlicher Länge vorhanden (ca. 66 kDa und 69 kDa). Der Literatur nach wird die größte Isoform (ca. 72 kDa) wohl nicht exprimiert, was sich hier bestätigt [Klebig et al., 2003]. Schließlich ist ebenfalls sichtbar, dass beide PICALM-Konstrukte nur schwach exprimiert werden (anti-CALM-AK). Über den anti-GFP-AK ist bei PICALM-GFP der Tag alleine dagegen in größeren Mengen nachweisbar, was möglicherweise auf eine Spaltung des Konstrukts in der Zelle hinweist.

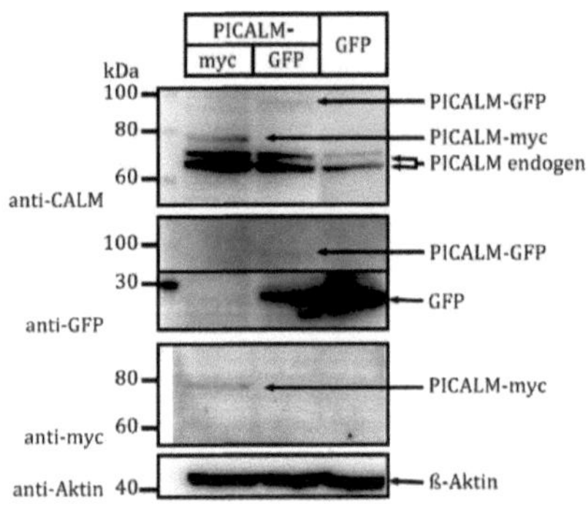


**Abb. 6: C-terminal getagte PICALM-Konstrukte werden in N2A-Zellen nur schwach exprimiert.**

Das gleiche Experiment wurde auch mit HEK-Zellen durchgeführt (nicht gezeigt, vgl. Abb. 8A). In dieser Zelllinie werden die C-terminal getagten PICALM-Konstrukte gar nicht exprimiert.

### 3.1.2 Klonierung von PICALM

Aufgrund der schwachen Expressionlevel der C-terminal getagten PICALM-Konstrukte ist die PICALM-cDNA umkloniert worden, um N-terminale Konstrukte herzustellen, da Teber et al. bereits eine stärkere Expression ihres N-terminal getagten PICALM-Konstrukts beobachteten [Tebar et al., 1999].

Es wurde eine Klonierung der PICALM-cDNA, die für die humane 652 AS große Isoform kodiert, in den Leervektor pEGFP-C1, der für einen N-terminalen GFP-Tag kodiert, durchgeführt. Dabei wurde jeweils wie in 2.2.3 beschrieben vorgegangen, exemplarisch in Abbildung 7 dargestellt. Das dabei klonierte Konstrukt wird als GFP-PICALM bezeichnet, eine Übersicht über das Konstrukt ist in Abbildung 9B gezeigt.

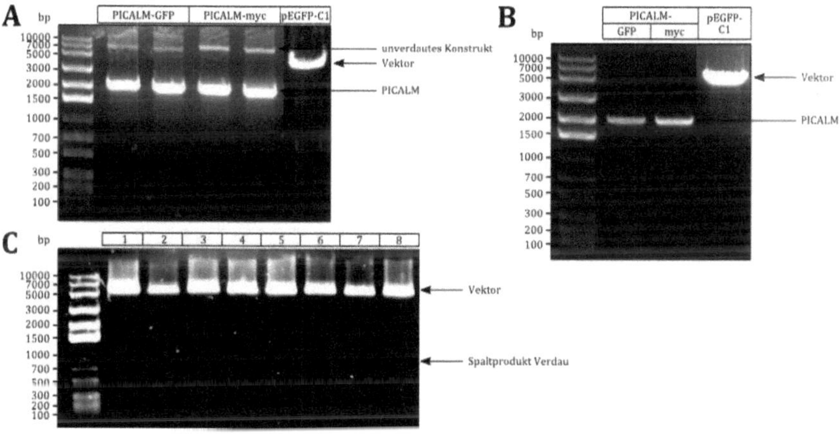


**Abb. 7: Klonierung von PICALM in pEGFP-C1-Vektor.** **A** Restriktionsverdau mit XhoI und BamHI (vgl. Bandenhöhe mit Abb. 9B). **B** Mengenquantifizierungsgel vor der Ligation. **C** Testverdau der Easyprep mit PstI und BamHI (vgl. Bandenhöhe mit Abb. 9B).

Um die Expression des neuen PICALM-Konstrukts im Western Blot zu testen wurden HEK-Zellen mit GFP-PICALM sowie den bisher vorhandenen Konstrukten zum Vergleich transfiziert. Als Kontrolle diente GFP-myc (Abb. 8A).

Mit dem anti-CALM-AK lassen sich dabei die größte (ca. 71/72 kDa) und die kleinste Isoform (ca. 67 kDa) des endogenen PICALMs in HEK-Zellen detektieren (Abb. 8A). Die C-terminalen Konstrukte sind jedoch über keinen AK nachweisbar. Das N-terminal getagte GFP-PICALM wird dagegen ungefähr genauso stark exprimiert wie endogenes PICALM (anti-CALM- bzw. anti-GFP-AK, ca. 100 kDa).

In den N2A-Zellen konnte ich das gleiche Ergebnis der Expression zeigen (nicht gezeigt).

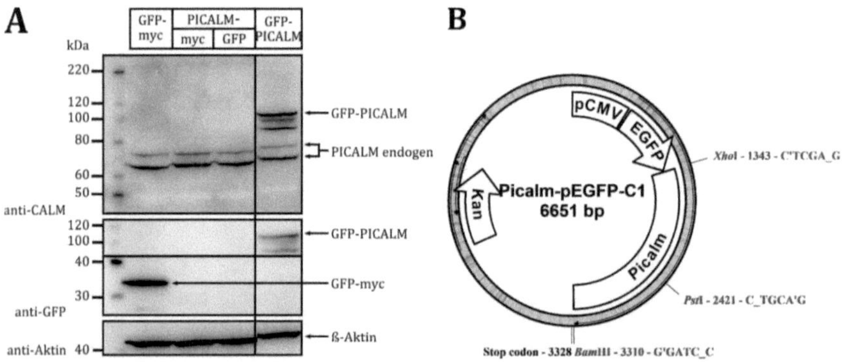


**Abb. 8: Nur das N-terminal getagte PICALM-Konstrukt wird in HEK-Zellen exprimiert. A** Western-Blot Analyse der Lysate nach Transfektion mit allen vorhandenen PICALM-Konstrukten. **B** Vektorkarte von GFP-PICALM; pCMV=Promotor des Cytomegalievirus; Kan=Kanamycin.

### 3.1.3 Toxizitätsvergleich N- und C-terminal getagter Konstrukte

Eine mögliche Ursache, warum PICALM-GFP und –myc nur schwach bzw. gar nicht exprimiert werden, könnten toxische Effekte der Konstrukte sein, wenn sich der Tag am C-Terminus befindet, sodass es für die Zellen vorteilhafter ist, das Konstrukt nur schwach zu exprimieren.

Um diese Hypothese zu testen wurde der MTT-Assay durchgeführt. Dafür wurden N2A-Zellen entweder mit GFP-PICALM, PICALM-GFP und PICALM-myc oder den entsprechenden Leervektoren jeweils mit 0,15 µg bzw. 0,3 µg Plasmid-DNA transfiziert. Rotenon (f.c. 1µM) diente aufgrund seiner starken Toxizität als Negativkontrolle, als Positivkontrolle, d.h. keine Toxizität, wurde nur $H_2O$ zugegeben.

Deutlich zu erkennen ist die Abnahme der Viabilität bei Transfektion mit mehr DNA (Abb. 9). Dies gilt für jedes Konstrukt und zeigt, dass zu große Mengen DNA allgemein toxisch wirken. Vergleicht man die Viabilität der einzelnen Konstrukte mit der Positivkontrolle $H_2O$, so sind unter Einbeziehung der Standartabweichung keine signifikanten Toxizitätsunterschiede feststellbar ($p>0,05$). Die erhöhte Toxizität bei Transfektion mit 0,3 µg DNA gegenüber dem „Leerwert" ist Resultat des Effektes der DNA und nicht auf ein bestimmtes Konstrukt zurückzuführen. Daraus lässt sich schlussfolgern, dass den ungleichen Expressionsstärken wohl andere Ursachen zu Grunde liegen.

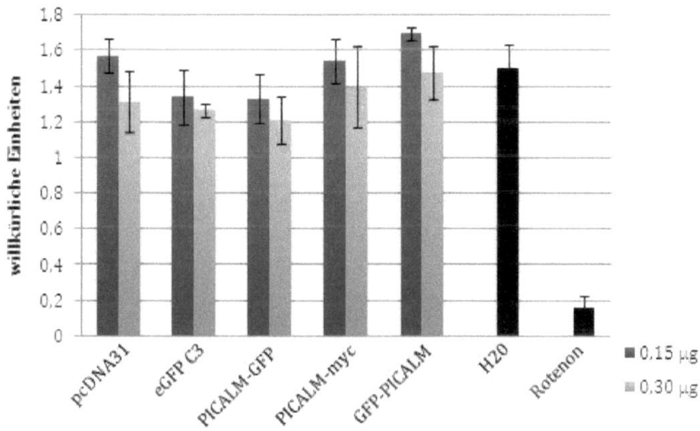


**Abb. 9: MTT-Assay zum Toxizitätsvergleich zwischen N- und C-terminal getagten PICALM-Konstrukten.** Die Transfektion erfolgte mit 0,15 µg bzw. 0,3 µg DNA. Als Kontrolle für PICALM-myc diente der myc-Leervektor pcDNA31, als Kontrolle für PICALM-GFP bzw. GFP-PICALM wurde der Leervektor pEGFP-C1 verwendet. Rotenon diente als Negativkontrolle, $H_2O$ als Positivkontrolle. Die vertikalen Linien repräsentieren die jeweilige Standardabweichung für N=5 ($p>0,05$ one-way Anova).

## 3.2 Interaktionstudien von PICALM mit APP

Genetische Varianten im PICALM-Locus sind mit der AD assoziiert [Harold et al., 2009]. Dabei ist noch unklar, welche molekularen Auswirkungen die Polymorphismen auf Proteinebene haben und über welche Mechanismen PICALM mit der AD in Bezug steht. Aufgrund der Beteiligung von PICALM an der CVE und der Internalisierung von APP durch CVE [Koo et al., 1994; Tebar et al., 1999] habe ich daher als ersten Ansatzpunkt untersucht, ob eine Verbindung zwischen PICALM und APP vorliegt.

### 3.2.1 Einfluss der PICALM Überexpression auf endogene APP-Level

Um einer mögliche Interaktion zwischen PICALM und APP nachzugehen wurde zunächst der Einfluss zunehmender Mengen an PICALM auf die endogenen APP-Level untersucht. Dafür wurden HEK-Zellen mit 1,0 µg bis 3,0 µg GFP-PICALM transfiziert, wobei die DNA-Mengen jeweils um 0,5 µg gesteigert wurden. Als Kontrolle wurden 1,0 µg GFP-myc verwendet. Die Zelllysate wurden im Western Blot aufgetragen (Abb. 10).

Über den anti-CALM- und anti-GFP-AK wurde zunächst die erfolgreiche Erstellung der Konzentrationsreihe von GFP-PICALM auch auf Proteinebene nachgewiesen (Abb. 10), was Voraussetzung dieses Experiments war. Speziell der anti-APP-AK, der den C-Terminus des Proteins erkennt, zeigt deutlich, dass die endogenen Level beider APP-Isoformen (ca. 100 kDa und 120 kDa, dritte Isoform nicht unterscheidbar) mit zunehmenden Mengen GFP-PICALM abnehmen. Die Pixel-basierte Quantifizierung des Western Blots in Abbildung 11A verdeutlicht dies zusätzlich; hier ist auch eine Abnahme der APP-Menge bei bereits 1,0 µg GFP-PICALM gegenüber der Kontrolle in gleicher Konzentration zu erkennen. Dieses Ergebnis konnte so repliziert werden (N=2), auch von unabhängiger Seite.

Außerdem wurden vor der Zelllyse die Medien gesammelt und bei -20°C eingefroren, um später eventuell mögliche Veränderungen in der APP-Prozessierung über die sAPPα/β- bzw. Aβ-Konzentrationen im Überstand über einen ELISA-Assay bestimmen zu können.

Aus dem Western Blot (Abb. 10, anti-LRP1- bzw. anti-BACE1-AK) als auch aus der Pixel-basierten Quantifizierung (Abb. 11B) ist ersichtlich, dass sich die endogenen Level von LRP1 (Low-density lipoprotein receptor-related protein 1) und BACE1 bei zunehmenden PICALM-Mengen kaum verändern. Eine Erhöhung der PICALM-Konzentration scheint demnach keinen Einfluss auf die zellulären Mengen dieser ebenfalls mit APP interagierenden Proteine zu haben.

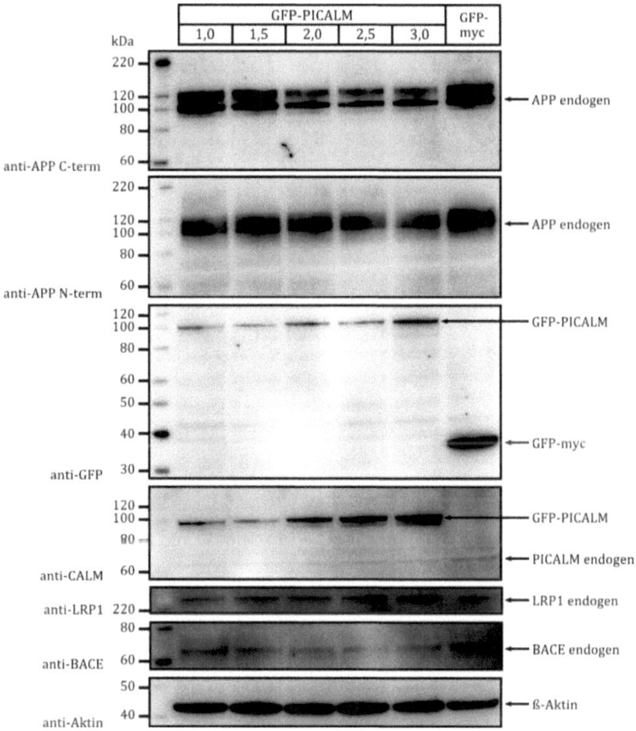


**Abb. 10: PICALM-Überexpression reduziert endogene APP-Level.** Spuren 1-5: gesteigerte DNA-Konzentrationen [µg] von GFP-PICALM; Spur 6: Kontrolle

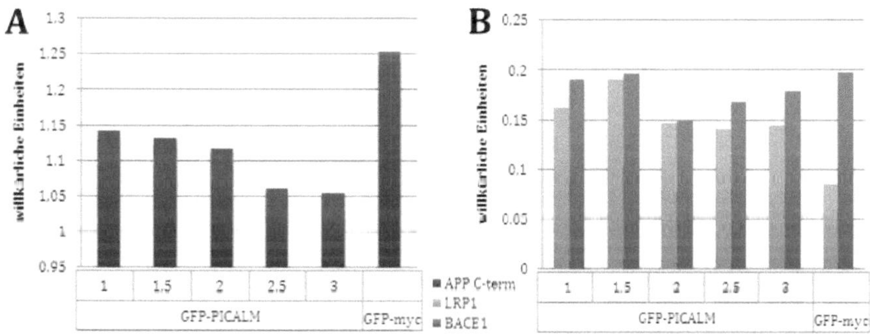


**Abb. 11: Pixel-basierte Quantifizierung. A** Abnahme der APP-Level, je mehr PICALM vorhanden ist. **B** Die Proteinlevel von LRP1 und BACE1 verändern sich kaum bei zunehmenden Mengen an PICALM. Alle Werte wurden gegen β-Aktin normalisiert.

### 3.2.2 Einfluss der APP Überexpression auf endogene PICALM-Level

Die bisherigen Ergebnisse geben Hinweise auf eine mögliche Interaktion von PICALM und APP. Demnach könnte es sein, dass auch APP auf PICALM Einfluss nimmt. Um diese Hypothese zu testen wurde ein zu 3.2.1 konträres Experiment durchgeführt, indem N2A-Zellen mit gesteigerten DNA-Konzentrationen (1,0 µg bis 4,0 µg; Steigerung im Intervall von 1,0 µg) von APP-RFP sowie zur Kontrolle mit GFP-RFP (1,0 µg) transfiziert wurden. Schließlich wurde ein Western Blot der Zelllysate durchgeführt (Abb. 12).

Abbildung 12 zeigt, dass sich die endogenen PICALM-Level, dargestellt über den anti-CALM-AK, bei Zunahme der APP-RFP-Menge (anti-RFP-AK) nur unwesentlich verändern. Zwar scheint die Intensität der Bande der oberen PICALM-Isoform geringfügig abzunehmen, sie ist aber niemals schwächer als bei der Kontrolle, sodass man nach den bisherigen Erkenntnissen nur von einer einseitigen negativen Interferenz von PICALM auf APP sprechen kann.

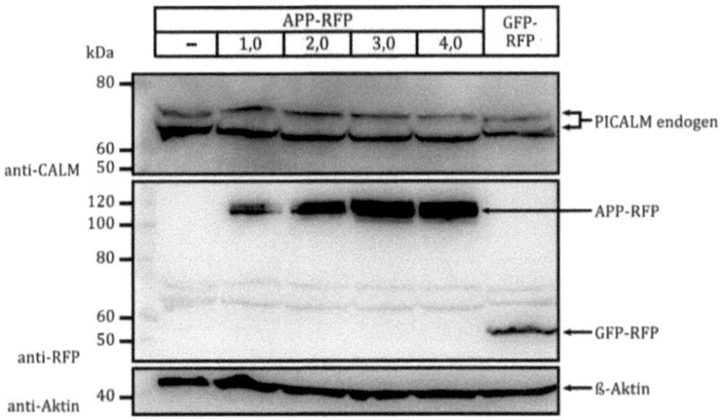


**Abb. 12: Überexpression von APP hat keinen Einfluss auf endogene PICALM-Level.** Spuren 1-5: gesteigerte DNA-Konzentrationen [µg] von APP-RFP; Spur 6: Kontrolle

## 3.3 Fluoreszenzmikroskopie

Nach der Etablierung eines erfolgreich exprimierenden Konstrukts wurde mittels Fluoreszenzmikroskopie die zelluläre Verteilung von PICALM untersucht. Dies kann weitere Hinweise darauf liefern, an welchen physiologischen Prozessen das Protein beteiligt ist.

Da, wie in 1.3.2 beschrieben, schon einige Informationen zur intrazellulären Lokalisation von PICALM vorhanden sind, habe ich mich vor allen Dingen auch der Frage gewidmet, ob Unterschiede in der zellulären Verteilung von überexprimiertem PICALM zwischen verschiedenen Zelllinien bzw. bei der Verwendung von Konstrukten mit verschiedenen Tags vorhanden sind. Des Weiteren wurden aufgrund des beobachteten Einfluss von PICALM auf APP auch Kolokalisationsstudien der beiden Proteine durchgeführt.
Sämtliche Experimente wurden in HEK- und/oder N2A-Zellen mehrfach wiederholt, der Übersicht wegen werden im Folgenden jedoch nur repräsentative Bilder gezeigt.

### 3.3.1 Zelluläre Lokalisation von PICALM

Um zu untersuchen, wie sich PICALM in der Zelle verteilt, wurde die ICC Methode angewandt. Dafür wurden zunächst Einzelstransfektionen von HEK- und N2A-Zellen mit GFP-PICALM respektive mit GFP-myc als Kontrolle (nicht gezeigt) durchgeführt. Die überexprimierten Proteine wurden über den Living Color Tag GFP detektiert, außerdem wurden die Zellen mit einem Antikörper, der sich gegen das Golgi-Matrixprotein GM 130 richtet, gefärbt. Um dieses zu visualisieren wurde ein Sekundärantikörper verwendet, der an das Fluorophor Alexa 647 gekoppelt ist (Abb. 13).

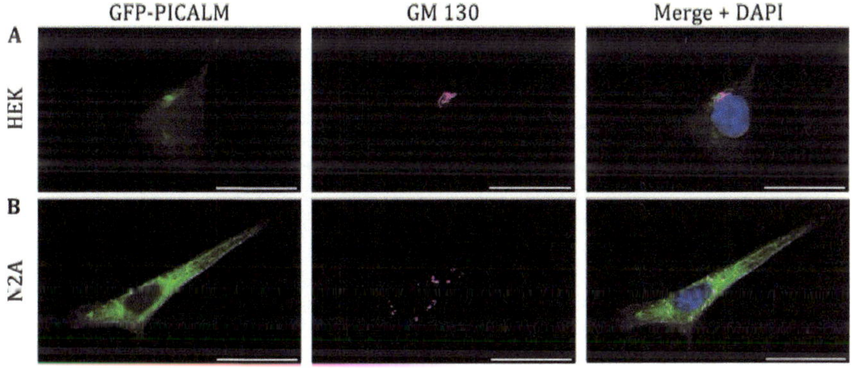


**Abb. 13: Zelluläre Verteilung von PICALM. A** In HEK-Zellen. **B** In N2A-Zellen. Dargestellt ist jeweils überexprimiertes GFP-PICALM (grün), der Golgi-Apparat (magenta), gefärbt mit anti-GM 130 (visualisiert über Alexa 647) sowie in überlagerten Bildern (Merge) der Zellkern (blau), gefärbt über DAPI. Die weißen Balken entsprechen 10 µm.

Die Fluoreszenzbilder (Abb. 13+14) zeigen, dass sich überexprimiertes PICALM eher diffus im Cytoplasma verteilt, wobei es sich größtenteils im perinukleären Bereich anzusammeln scheint. An manchen Stellen häuft es sich dabei punktförmig. Nach peripher nimmt die Konzentration langsam ab, sodass auch dort die Verteilung eher punktuell wirkt. Dies stimmt so weit mit der Literatur überein [Tebar et al., 1999]. Zwar ist die Konzentration von PICALM nahe dem Kern höher, eine klare Kolokalisation mit dem Golgi-Matrixprotein GM 130 ist jedoch im überlagerten Bild (Merge) nicht erkennbar.

Vergleicht man nun die beiden Zelllinien miteinander (Abb. 13A+B), so ist von der grundsätzlichen Verteilung von überexprimiertem PICALM her kaum ein Unterscheid festzustellen. Jedoch wurden bei HEK-Zellen in einigen Fällen Akkumulationen des Proteins beobachtet, was wohl ein Überexpressionsartefakt darstellt. Für folgende Experimente wurden daher N2A-Zellen verwendet.

Als nächstes habe ich mir die Frage gestellt, ob es Unterschiede in der zellulären Verteilung von überexprimiertem PICALM gibt, wenn dieses an verschiedene Tags gekoppelt ist. Dazu wurden N2A-Zellen mit GFP-PICALM, PICALM-GFP oder PICALM-myc transfiziert, als Kontrolle diente GFP-myc (nicht gezeigt). Die Detektion dieser erfolgte mittels dem Living Color Tag GFP bzw. einem anti-myc Primärantikörper, sichtbar gemacht über einen an Alexa-488 gekoppelten Sekundärantikörper (Abb. 14).

Die zelluläre Lokalisation von überexprimiertem PICALM stellt sich wie zuvor beschrieben dar (Abb. 13+14). Klar zu erkennen ist jedoch die Veränderung der cytoplasmatischen Verteilung von diffus zu punktuell, je schwächer die Expression ist. Dies ist bei PICALM-GFP (Abb. 14B) zwar kaum zu sehen, besonders gut aber bei PICALM-myc (Abb. 14C). Beide Konstrukte werden in N2A-Zellen nur schwach exprimiert (vgl. Abb. 6).

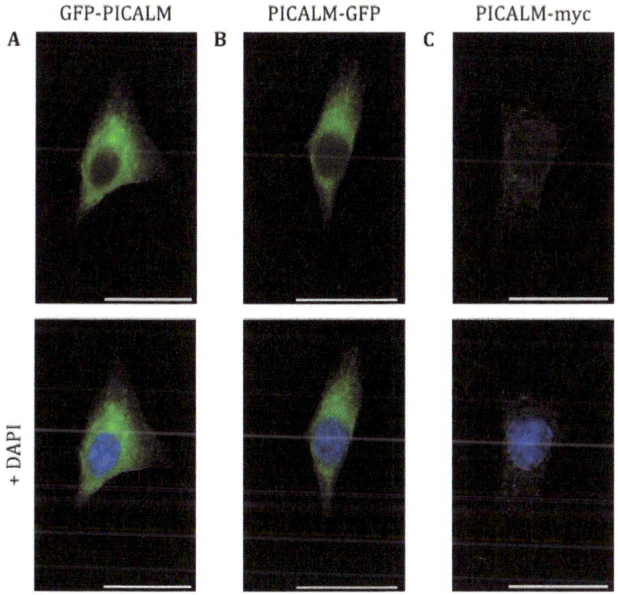


**Abb. 14: Zelluläre Verteilung von PICALM ist unabhängig vom Tag. A** Überexprimiertes GFP-PICALM (grün). **B** Überexprimiertes PICALM-GFP (grün). **C** Überexprimiertes PICALM-myc (grün), gefärbt mit anti-myc (visualisiert über Alexa 488). Außerdem ist in überlagerten Bildern (Merge) der Zellkern (blau) dargestellt, gefärbt über DAPI. Es handelt sich jeweils N2A-Zellen. Die weißen Balken entsprechen 10 µm.

### 3.3.2 Untersuchung möglicher Kolokalisation von PICALM und APP

In Anbetracht der bisherigen Ergebnisse scheint es einen Zusammenhang zwischen APP und PICALM zu geben. Um nun eine direkte Interaktion als mögliche Ursache für den zuvor gezeigten Effekt von PICALM auf APP zu identifizieren wurde untersucht, ob PICALM mit APP kolokalisiert. Dafür wurde erneut die ICC Methode angewandt. Es wurden Kotransfektionen von GFP-PICALM mit APP-RFP durchgeführt und GFP-RFP (nicht gezeigt) als Kontrolle verwendet. Die überexprimierten Proteine wurden über ihre jeweiligen Living Color Tags im Fluoreszenzmikroskop detektiert (Abb. 15B). Um die Lokalisationen beider Proteine in der Zelle besser einordnen zu können wurde außerdem eine Golgi-Färbung mittels einem anti-GM130 Primärantikörper, visualisiert über einen an Alexa 647 gekoppelten Sekundärantikörper, durchgeführt (Abb. 15A).

APP-RFP liegt dabei in perinuklearen Bereichen wie dem Golgi Apparat vor, da es dort mit GM130 kolokalisiert (Abb. 15A). Die Kotransfektion mit APP-RFP ändert an der grundsätzlichen Verteilung von GFP-PICALM, verglichen mit vorherigen Aufnahmen (Abb. 13+14), nichts. Nahe dem Kern ist das Signal von GFP-PICALM wiederum am stärksten. Hier scheint es an manchen Stellen, vermutlich im Bereich des Golgi-Apparats, mit APP-RFP zu kolokalisieren (Abb. 15A+B).

Diese Ergebnisse wurden mehrfach, auch mit einem anders getagten APP-Konstrukt (APP-myc), durchgeführt und auch durch identische Experimente in HEK-Zellen bestätigt (nicht gezeigt).

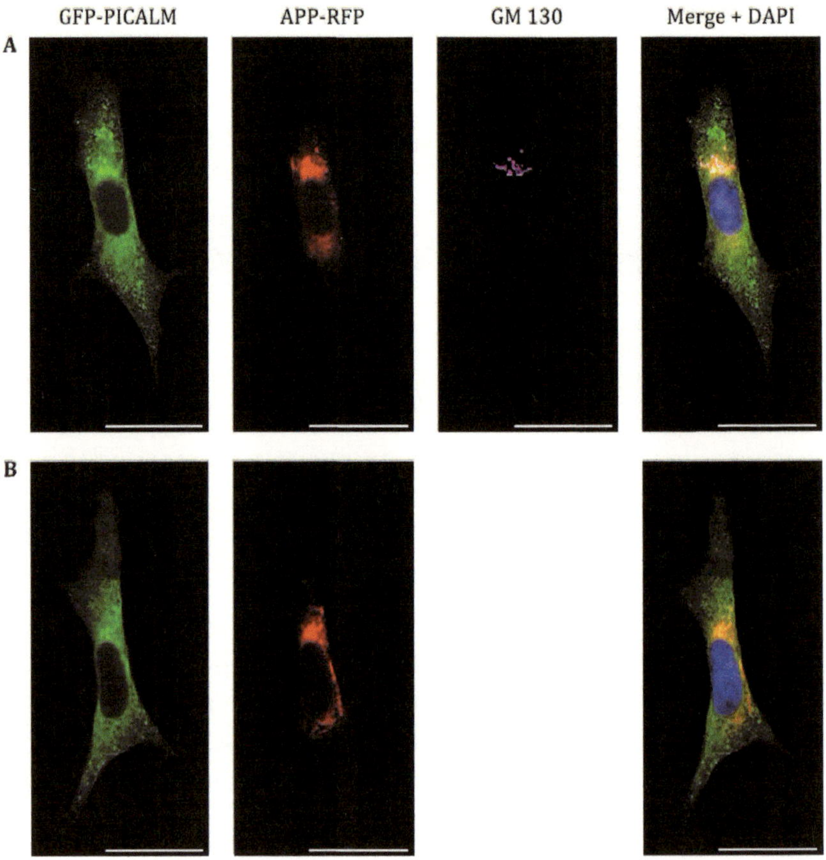


**Abb. 15: Zelluläre Verteilung von PICALM und APP. A** Mit bzw. **B** ohne anti-GM130 Färbung (magenta, visualisiert über Alexa 647). Überexprimiertes GFP-PICALM (grün) und APP-RFP (rot), in überlagerten Bildern (Merge) zusammen mit dem Zellkern (blau), gefärbt über DAPI. Dargestellt sind jeweils N2A-Zellen. Die weißen Balken entsprechen 10 µm.

# 4 Diskussion

In diesem Teil sollen meine Ergebnisse kritisch hinterfragt sowie ihre Grundlagen und Auswirkungen diskutiert werden. Außerdem werden zukünftige Experimente vorgeschlagen, über welche mehr über den molekularen Hintergrund meiner Resultate herausgefunden sowie weiteres Wissen über die Bedeutung von PICALM in Verbindung mit der AD erlangt werden kann.

## 4.1 Verwendete Zelllinien

Grundstein meiner Arbeit war die Etablierung der PICALM-Überexpression in zwei Zelllinien. Die N2A-Zellen, deren Ursprung in einem murinem Neuroblastom liegt, bieten den Vorteil, dass sie als Tumorzellen zum einen sehr widerstandsfähig gegen äußere Einflüsse wie geringe Mengen an Medium sind, zum anderen sich schnell vermehren. Sie sind als Modell für Neuronen geeignet, da es sich aber um Zellen der Maus handelt ist nicht sicher, dass die physiologischen Bedingungen in einem humanen Gehirn vollständig wiedergegeben werden können. Daher wurde auch die HEK-Zelllinie verwendet, bestehend aus humanen embryonalen Nierenzellen. Obwohl es sich nicht um neuronale Zellen handelt, kommen sie diesen durchaus nahe, da ihnen ein neuronaler Phänotyp zugeordnet werden kann [Shaw et al., 2002].

## 4.2 Klonierung und Überexpression von PICALM

Die PICALM-Konstrukte in den beiden Zelllinien erfolgreich überexprimieren zu können nahm die mit Abstand meiste Zeit meiner Arbeit in Anspruch. Besonders die dafür erforderliche Klonierung zog sich über mehrere Wochen hin, jedoch war der Lerneffekt dagegen umso größer.

Die vorhandenen C-terminal getagten Konstrukte PICALM-GFP und PICALM-myc zeigen in N2A-Zellen nur eine schwache Expression (Abb. 6) und werden in HEK-Zellen gar nicht exprimiert (Abb. 8A). Daher wurde die PICALM-cDNA in einen anderen Expressionsvektor umkloniert (Abb. 7). Aus der Literatur war bekannt, dass die Expression von mit GFP C-terminal getagten PICALM-Konstrukten geringer ist als jene, bei denen sich GFP am N-Terminus befindet [Tebar et al., 1999]. Mit GFP-PICALM konnte ein solches Konstrukt erfolgreich geschaffen und dessen Überexpression schließlich in beiden verwendeten Zelllinien nachgewiesen werden (Abb. 8A).

Mit größter Wahrscheinlichkeit hat die starke Expression von GFP-PICALM verglichen mit PICALM-GFP bzw. -myc etwas mit der Stellung des Tags zu tun, aber nicht mit seiner Größe, da auch der kleinere myc-Tag keine bessere Expressionsstärke liefert. Zunächst wurde vermutet, dass C-terminal getagte Konstrukte toxisch wirken und daher die Zellen eher dazu geneigt sind, das Protein gar nicht bzw. nur schwach zu exprimieren. Diese Hypothese konnte im MTT-Assay jedoch nicht bestätigt werden (Abb. 9). Möglicherweise könnte durch die Tagstellung eventuell auftretende sterische Hinderung zu Unterschieden in der Expression führen. Auch die Nachweisbarkeit der Proteine könnte dadurch verändert sein, da der C-Terminus eines Proteins öfter nach innen gefaltet und daher schlechter zugänglich ist.

In N2A-Zellen wurde nach Transfektion mit PICALM-GFP ein starkes Signal von reinem GFP beobachtet (Abb. 6). Es könnte sich dabei um ein Spaltprodukt des Gesamtkonstrukts handeln, was eventuell auf eine verstärkte Spaltung durch zelluläre Proteasen zurückzuführen ist. Ob dies für PICALM-myc auch der Fall ist konnte aufgrund der Größe des Tags im Western Blot nicht überprüft werden. Es wurde bereits gezeigt dass PICALM Substrat von Calpain und Caspase 3 ist [Kim et al., 2001; Kim et al., 2000]. Inwieweit die Stellung des Tags zur verstärkten Aktivierung dieser führen bleibt noch zu klären. Möglicherweise könnte ein C-terminaler Tag auch Signalcharakter haben. Bisher lässt sich nur schlussfolgern, dass der Tag am N-Terminus PICALM offenbar zu stabilisieren scheint [Tebar et al., 1999], welche Mechanismen dem zu Grunde liegen ist nicht bekannt.

Für zukünftige Versuche werden derzeit weitere Klonierungen durchgeführt, u.a. von myc-PICALM, welches den Vorteil eines kleinen Tags am N-Terminus besitzt und sich beispielsweise über Pull-Down-Experimente zum Nachweis von Proteininteraktionen verwenden lässt.

## 4.3 Interaktionstudien von PICALM mit APP

Seitdem PICALM mit der AD assoziiert werden konnte kamen bereits einige Hypothese auf, wie genau diese Verbindung aussehen könnte. Jedoch gab es bisher noch keine

Studie, die direkt die Auswirkungen von veränderten PICALM-Mengen auf Proteine, die eine kausale Rolle bei der AD spielen, untersucht hat. Ich habe mich einem möglichem Zusammenhang von PICALM und APP, aus welchem die bei der AD pathologischen Aβ-Fragmente gebildet werden, gewidmet.

Zunächst konnte festgestellt werden, dass eine Erhöhung der PICALM-Level in der Zelle eine Reduktion der Menge von endogenem APP zur Folge hat (Abb. 10+11A). Dieses Experiment wurde mit HEK-Zellen durchgeführt, da sie vor allen Dingen höhere endogene APP-Spiegel als N2A-Zellen besitzen, wodurch sich mögliche Veränderungen darin besser erkennen lassen. Vice versa beeinflussen steigende Mengen von APP endogene PICALM-Proteinlevel allerdings nicht (Abb. 12), wonach der zuvor beobachtete Effekt nur einseitig zu sein scheint.

PICALM könnte die APP-Level vermindern, indem es mit dessen Expression interferiert. Dies müsste auf Transkriptionsebene geschehen. Überaschenderweise konnte gezeigt werden, dass PICALM nach Inhibition des Kernexports durch LMB (Leptomycin B) im Zellkern akkumuliert. In einem Transaktivierungs-Assay fungierte PICALM im Kern dabei als Trankriptionsmodulator [Vecchi et al., 2001]. Jedoch konnten bisher noch keine Gene identifiziert werden, deren Transkription direkt durch PICALM beeinflusst wird.

Wahrscheinlicher scheint dagegen zu sein, dass PICALM die an der APP-Prozessierung beteiligten Transportmechanismen beeinflusst. Wie in 1.2.1 beschrieben wird APP im Rahmen des amyloidogenen Prozessierungsweges zunächst über CVE von der Zelloberfläche internalisiert [Koo et al., 1994]. Letztgenannte wird durch PICALM-Überexpression inhibiert [Tebar et al., 1999]. Ebenfalls wurde bereits in vitro und in vivo gezeigt, dass Hemmung der CVE zu verminderter Aβ-Produktion und -Freisetzung führt [Carey et al., 2005; Cirrito et al., 2008; Koo et al., 1994]. Im Rahmen der AD wäre nun folgender Mechanismus vorstellbar: Gesteigerte Mengen an PICALM hemmen die CVE, wodurch mehr APP an der Zelloberfläche verbleibt. Dadurch wäre mehr Substrat für α-Sekretase Spaltung vorhanden bzw. deren Interaktionszeit mit APP verlängert, sodass schließlich vermehrt sAPPα und C83 gebildet würden und weniger APP im Zelllysat nachweisbar wäre. Dagegen wäre eine Spaltung durch BACE1 reduziert, was geringere Mengen Aβ implizieren würde.

Außerdem ist bekannt, dass es zur vermehrten Bildung von sAPPα (APP Ectodomain-Shedding) durch Aktivierung von PKC (Proteinkinase C)-abhängigen Signalwegen kommt. PKC kann aktiviert werden durch Diacylglycerol, welches unter anderem durch Aktivität der PLCγ1 (Phosphoinositid-spezifische Phospholipase Cγ1) aus Phosphatidylinositol 4,5-bisphosphat ($PIP_2$) gebildet wird [Carey et al., 2005]. Es wurde bereits gezeigt, dass AP180 die PLCγ1-Aktivität reguliert [Han et al., 2002]. PICALM kann über eine N-terminale Prolin-reiche Domäne mit SH3-Domänen verschiedener Proteine interagieren [Kim et al., 2001]. Auch die PLCγ1 trägt eine SH3-Domäne. Daher und durch seine Homologie zu AP180 sowie Fähigkeit, $PIP_2$ zu binden [Ford et al., 2001; Tebar et al., 1999], könnte auch PICALM die PLCγ1-Aktivität regulieren und damit schließlich indirekt zu einer Steigerung des APP Ectodomain-Sheddings beitragen.
Dies alles ist jedoch hochspekulativ und bedarf Bestätigung durch eine Reihe weiterer Experimente. Beispielsweise könnten, wie schon in 3.2.1 vorgeschlagen, sAPPα/β-Level im Überstand über einen ELISA-Assay gemessen werden, um auf verstärkte α- oder β-Sekretase-Spaltung zu testen. Die von mir durchgeführten Western Blot Analysen von Zelllysaten sind für solche Fragestellungen bei weitem nicht sensitiv genug; zum Beispiel können darüber auch endogenes C83 respektive C99, geschweige denn Veränderungen darin, kaum detektiert werden. Auch dies könnte Hinweise über das Überwiegen eines der beiden Prozessierungswege liefern.
LRP1 ist am APP-Transport beteiligt, dabei steigert es dessen Internalisierung [von Einem et al., 2010]. PICALM könnte die LRP1-Level reduzierten und somit indirekt die Internalisierung von APP vermindern. Jedoch verändern gesteigerte PICALM-Konzentrationen die endogenen Level von LRP1 nicht (Abb. 10+11B). Daher ist der beobachtete Zusammenhang von PICALM und APP wohl nicht über LRP1 vermittelt. Da auch BACE1 für den amyloidogenen Prozessierungsweg wie APP von der Zelloberfläche endocytotisch aufgenommen wird, könnte PICALM möglicherweise auch mit dessen Transport interferieren. Da sich die endogenen BACE1-Proteinlevel bei Zunahme der Menge an PICALM kaum verändern (Abb. 10+11B), scheint PICALM möglicherweise selektiv am Transport von APP, nicht aber von BACE1 beteiligt zu sein.

Eine andere Möglichkeit, um weitere Einsichten in die Funktion von PICALM zu erhalten, wäre neben der Überexpression des Proteins auch eine Hemmung der Genexpression durch RNA-Interferenz, zum Beispiel über siRNA. Unter anderem könnte man damit untersuchen, wie abnehmende PICALM-Konzentrationen sich auf die endogenen APP-Proteinlevel auswirken.

Außerdem müssen auch die genauen Auswirkungen der mit AD assoziierten PICALM-Varianten genauer analysiert werden. Über RT-PCR-Analysen könnte man unter Umständen im Blut der AD-Patienten, welche diese SNPs aufweisen, Veränderungen der Genexpression auf RNA-Ebene untersuchen.

## 4.4 Fluoreszenzmikroskopie

### 4.4.1 Zelluläre Lokalisation von PICALM

In der Fluoreszenzmikroskopie zeigte sich, dass die Lokalisation von PICALM nicht auf bestimmte Organellen restringiert ist; es ist in der Zelle ubiquitär vorhanden, wobei es sich teils punktuell häuft (Abb. 13+14). Das nur schwach exprimierende Konstrukt PICALM-myc (Abb. 14C) zeigt, dass bei geringerer Expressionsstärke die punktuell wirkende Verteilung umso stärker ist. Dies stimmt soweit mit der Literatur überein [Tebar et al., 1999]. Dass die geringere Expressionsstärke bei PICALM-GFP (Abb. 15B) nicht so deutlich sichtbar wird könnte Resultat der zusätzlichen Fluoreszenz von abgespaltenem GFP sein, welches im Western Blot detektiert wurde (Abb. 6). Reines GFP verteilt sich in der Zelle ebenfalls diffus.

Das punktförmige Fluoreszenzsignal wurde mit CCV in Verbindung gebracht, da PICALM mit Clathrin im Bereich Clathrin-umhüllter Membranvertiefungen an der Plasmamembran und wohl auch im TGN kolokalisiert [Tebar et al., 1999]. Im perinukleären Bereich war die Konzentration von überexprimiertem PICALM stets am größten (Abb. 13+14). Dabei liegt jedoch keine Kolokalisation mit dem Golgi-Matrixprotein GM 130 vor. PICALM hält sich zwar wie jedes exprimierte Protein kurzzeitig zur Modifikation wohl auch im Golgi-Apparat auf, dies ist allerdings nicht der Ort, an dem es seine physiologische Funktion ausübt. Es ist primär an endocytotischen, aber auch sekretorischen Transportvorgängen beteiligt, da PICALM-Überexpression neben der Hemmung der CVE auch eine verminderte Rekrutierung von Clathrin zum TGN bewirkt [Meyerholz et al., 2005; Tebar et al., 1999]. Sein Anteil nimmt daher in Richtung Golgi-Apparat zu.

Schließlich ist die prinzipielle Verteilung von überexprimiertem PICALM unabhängig vom Tag bzw. dessen Stellung am C- oder N-Terminus (Abb. 14). Auch bei der Verwendung unterschiedlicher Zelllinien konnte ich keine Unterschiede in der zellulären Lokalisation von PICALM festgestellen (Abb. 13).

Um PICALM neben CCVs eventuell auch anderen Organellen wie Endosomen oder der Plasmamembran zuzuordnen sind weitere Experimente von Nöten, bei denen für diese Organellen spezifische Marker verwendet werden. In Anbetracht der Tatsache, dass APP durch BACE1 in sauren Kompartimenten der Zelle wie den Endosomen gespalten wird [Sisodia et al., 1990], sowie des gezeigten Zusammenhangs zwischen PICALM und APP wäre eine Untersuchung der Lokalisation von PICALM im Bezug auf dieses Organell sicherlich von besonderem Interesse.

### 4.4.2 Kolokalisationsstudien von PICALM und APP

Um Hinweise zu erlangen, ob der Einfluss von PICALM auf APP möglicherweise durch direkte Interaktion verursacht wird, wurden Analysen hinsichtlich einer Kolokalisation der beiden Proteine durchgeführt. Dabei zeigte sich eine teilweise Überlagerung des PICALM-Signals mit jenem von APP in kernnahen Gebieten, vermutlich im Bereich des Golgi-Apparats (Abb. 15B). Es könnte sich dabei durchaus um eine Kolokalisation handeln, sodass APP als möglicher Interaktionspartner von PICALM in Frage kommt.

Gegen eine Kolokalisation von APP und PICALM spricht jedoch die Tatsache, dass es nur an solchen Stellen zur Überlagerung der beiden Fluoreszenzsignale kommt, an denen auch ein starkes Golgi-Signal vorhanden ist. Dies wird durch gleiche Experimente, bei denen zusätzlich auch gegen den Golgi Marker GM 130 gefärbt wurde, bestätigt (Abb. 15A). Außerdem konnte ich bereits zeigen, dass PICALM nicht mit dem Golgi-Matrixprotein GM130 kolokalisiert (Abb. 13). Wie bereits erwähnt häuft sich PICALM durch seine Beteiligung an endocytotischen als auch sekretorischen Transportvorgängen zwar perinukleär, kommt jedoch funktionell nicht im Golgi-Apparat vor. APP dagegen ist in der Zelle zu großen Teilen in diesem Organell anzutreffen. Die mögliche Kolokalisation kann somit auch nur ein zufälliges Resultat der Überlagerung von Proteinen sein, die sich in verschiedenen Höhen in der Zelle aufhalten. Hier stößt die klassische Fluoreszenzmikroskopie an ihre Grenzen, sodass die Methode nur erste Anhaltspunkte für Kolokalisationen liefern kann. Um diese zu verifizieren müssen andere Methoden bemüht werden.

Eine Möglichkeit, diese Untersuchung spezifisch durchzuführen, ist die konfokale Laserscanning Mikroskopie. Diese Methode bietet den Vorteil, dass mit Hilfe einer zur Objektebene konjugiert angeordneten konfokalen Blende einzelne optische Schichten eines Präparats hinsichtlich ihres Fluoreszenzsignals untersucht werden können. Der Detektor erfasst dabei nämlich nur Licht, das diese Blende passiert, sodass nicht aus der untersuchten Ebene stammendes Licht nicht detektiert wird. Zur Erzeugung eines dreidimensionalen Bildes werden nacheinander Aufnahmen verschiedener Fokusebenen erstellt und diese schließlich übereinander gelagert.

Um weiter zu untersuchen, ob PICALM und APP direkt miteinander interagieren, sollte außerdem in Zukunft auch die Durchführung von Co-Immunpräzipitationen in Betracht gezogen werden.

Jedoch ist eine direkte Interaktion der beiden Proteine unwahrscheinlich, da keine Domänen vorhanden sind, über die sie aneinander binden können. Wahrscheinlicher dagegen scheint zu sein, dass eine Interaktion zwischen PICALM und APP über Adaptorproteine vermittelt wird. Die endocytotische Internalisierung von APP wird über dessen NPTY-Motiv vermittelt [Bonifacino et al., 2003]. Das NPXY-Motiv leitet Proteine von der Zelloberfläche in CCVs und schließlich in Endosomen [Chen et al., 1990]. Dieses Motiv kann vom Clathrin-Adaptorprotein AP-2 gebunden werden [Bonifacino et al., 2003]. Zudem konnte gezeigt werden, dass PICALM über die Motive DIF und FESVF direkt an die α-appendage domain von AP-2 binden kann [Meyerholz et al., 2005], sodass die Interaktion von PICALM mit APP über AP-2 vermittelt sein könnte. Aufgrund der schwachen Interaktion von AP-2 mit dem NPXY-Motiv wird jedoch eher vermutet, dass dieses hauptsächlich von Proteinen mit einer Phosphotyrosin-Bindungsdomäne (PTB) erkannt wird, zu denen unter anderem Dab-2 (Disabled-2) zählt [Bonifacino et al., 2003]. Dab-2 bindet dabei AP-2 bzw. Clathrin über die gleichen Motive wie PICALM. Daher könnte möglicherweise eine Konkurrenz zwischen Dab-2 und PICALM um die Bindung an AP-2 vorliegen, sodass zunehmende Mengen an PICALM eine Verminderung der Interaktion von Dab-2 mit APP bewirken würden. Dies hätte letztlich die vermutete Verringerung der APP-Internalisierung durch gesteigerte

PICALM-Level zur Folge. Auch das ist bisher nur Spekulation; weitere Experimente müssen klären, wie genau die Interaktion von PICALM mit APP schließlich zu Stande kommt.

Zusammenfassend konnten durch diese Arbeit schließlich erste Mechanismen aufgezeigt werden, über welche PICALM mit der AD assoziiert sein könnte. Zukünftige Experimente werden die genaue Rolle von PICALM in diesem Zusammenhang weiter entschlüsseln. Mit großer Wahrscheinlichkeit stellt PICALM somit einen vielversprechenden Ansatzpunkt dar, über den modulierend in den APP-Transport eingegriffen werden könnte. Eine solche Modulation könnte Ziel zukünftiger Therapie der AD sein.

# 5 Zusammenfassung

Die Alzheimer Krankheit (AD) ist die häufigste neurodegenerative Erkrankung der westlichen Welt, die Hauptursache von Demenz und daher mit enormen Kosten für das Gesundheitssystem verbunden. Dem Amyloid Precursor Protein (APP) kommt dabei eine Schlüsselrolle zu: Über Prozessierung durch BACE1 und anschließend durch die γ-Sekretase werden daraus Aβ Peptide gebildet, die in den für die Erkrankung typischen senilen Plaques akkumulieren. Dafür werden sowohl APP als auch BACE1 von der Zelloberfläche über Clathrin-vermittelte Endocytose (CVE) aufgenommen und zur amyloidogenen APP-Prozessierung in intrazelluläre Kompartimente transportiert.
Kürzlich konnten in mehreren genomweiten Assoziationsstudien SNPs im PICALM-Locus mit der AD signifikant assoziiert werden. PICALM ist homolog zum Clathrin-Adaptorprotein AP180 und wohl am Prozess der CVE beteiligt, da diese durch PICALM-Überexpression gehemmt wird. Welche Rolle PICALM hierbei zukommt ist noch nicht vollständig geklärt.
Um erste Einsichten in den Zusammenhang zwischen der AD und PICALM zu erlangen wurde in dieser Arbeit die Interaktion zwischen PICALM und APP auf Proteinebene untersucht. Dazu wurde über Klonierung zunächst ein Plasmid-Expressionsvektor etabliert, mit dem sich PICALM in HEK- und N2A-Zellen überexprimieren ließ. In Übereinstimmung mit der Literatur zeigte sich per Fluoreszenzmikroskopie eine hauptsächlich perinukleäre Häufung von überexprimiertem PICALM. Es konnte gezeigt werden, dass zunehmende Mengen des Proteins zu einer stetigen Abnahme der endogenen APP-Proteinlevel in HEK-Zellen führen, was umgekehrt jedoch nicht der Fall war. Kolokalisationsstudien von PICALM und APP lassen darauf schließen, dass beide Proteine eher nicht direkt miteinander interagieren.
Schließlich ist dies die erste Studie, in der ein direkter Zusammenhang zwischen PICALM und APP gezeigt werden konnte. Welche genauen molekularen Mechanismen diesem zugrunde liegen bleibt jedoch noch zu klären. Möglicherweise könnte überexprimiertes PICALM durch Hemmung der CVE die APP-Internalisierung hemmen, damit dessen nicht-amyloidogenen Prozessierungsweg fördern und so letztlich zu einer geringeren Produktion und Freisetzung von Aβ führen.

# Literaturverzeichnis


1. Allinson TM, Parkin ET, Turner AJ & Hooper NM (2003). *ADAMs family members as amyloid precursor protein alpha-secretases.* J Neurosci Res 74(3), 342-352.

2. Alzheimer A (1907). *Über eine eigenartige Erkrankung der Hirnrinde.* Allgemeine Z. Psychiatrie Psychisch-Gerichtliche Med 64, 146-148

3. Armstrong RA & Syed AB (1996). *Alzheimer's disease and the eye.* Ophthalmic Physiol Opt 16 Suppl 1, S2-8.

4. Baig S, Joseph SA, Tayler H, Abraham R, Owen MJ, Williams J, Kehoe PG & Love S (2010). *Distribution and expression of picalm in Alzheimer disease.* J Neuropathol Exp Neurol 69(10), 1071-1077.

5. Berghammer H & Auer B (1993). *"Easypreps": fast and easy plasmid minipreparation for analysis of recombinant clones in E. coli.* Biotechniques 14(4), 524, 528.

6. Bickel H (2000). *Dementia syndrome and Alzheimer disease: an assessment of morbidity and annual incidence in Germany.* Gesundheitswesen 62(4), 211-218.

7. Bonifacino JS & Traub LM (2003). *Signals for sorting of transmembrane proteins to endosomes and lysosomes.* Annu Rev Biochem 72, 395-447.

8. Bushlin I, Petralia RS, Wu F, Harel A, Mughal MR, Mattson MP & Yao PJ (2008). *Clathrin assembly protein AP180 and CALM differentially control axogenesis and dendrite outgrowth in embryonic hippocampal neurons.* J Neurosci 28(41), 10257-10271.

9. Carey RM, Balcz BA, Lopez-Coviella I & Slack BE (2005). *Inhibition of dynamin-dependent endocytosis increases shedding of the amyloid precursor protein ectodomain and reduces generation of amyloid beta protein.* BMC Cell Biol 6, 30.

10. Carrasquillo MM, Belbin O, Hunter TA, Ma L, Bisceglio GD, Zou F, Crook JE, Pankratz VS, Dickson DW, Graff-Radford NR, Petersen RC, Morgan K & Younkin SG (2010). *Replication of CLU, CR1, and PICALM associations with alzheimer disease.* Arch Neurol 67(8), 961-964.

11. Chen WJ, Goldstein JL & Brown MS (1990). *NPXY, a sequence often found in cytoplasmic tails, is required for coated pit-mediated internalization of the low density lipoprotein receptor.* J Biol Chem 265(6), 3116-3123.

12. Cirrito JR, Kang JE, Lee J, Stewart FR, Verges DK, Silverio LM, Bu G, Mennerick S & Holtzman DM (2008). *Endocytosis is required for synaptic activity-dependent release of amyloid-beta in vivo.* Neuron 58(1), 42-51.

13. Dreyling MH, Martinez-Climent JA, Zheng M, Mao J, Rowley JD & Bohlander SK (1996). *The t(10;11)(p13;q14) in the U937 cell line results in the fusion of the AF10 gene and CALM, encoding a new member of the AP-3 clathrin assembly protein family.* Proc Natl Acad Sci U S A 93(10), 4804-4809.

14. Esch FS, Keim PS, Beattie EC, Blacher RW, Culwell AR, Oltersdorf T, McClure D & Ward PJ (1990). *Cleavage of amyloid beta peptide during constitutive processing of its precursor.* Science 248(4959), 1122-1124.

15. Ferri CP, Prince M, Brayne C, Brodaty H, Fratiglioni L, Ganguli M, Hall K, Hasegawa K, Hendrie H, Huang Y, Jorm A, Mathers C, Menezes PR, Rimmer E & Scazufca M (2005). *Global prevalence of dementia: a Delphi consensus study.* Lancet 366(9503), 2112-2117.

16. Ford MG, Pearse BM, Higgins MK, Vallis Y, Owen DJ, Gibson A, Hopkins CR, Evans PR & McMahon HT (2001). *Simultaneous binding of PtdIns(4,5)P2 and clathrin by AP180 in the nucleation of clathrin lattices on membranes.* Science 291(5506), 1051-1055.

17. Fukuchi K, Hart M & Li L (1998). *Alzheimer's disease and heparan sulfate proteoglycan.* Front Biosci 3, d327-337.

18. Graham FL, Smiley J, Russell WC & Nairn R (1977). *Characteristics of a human cell line transformed by DNA from human adenovirus type 5.* J Gen Virol 36(1), 59-74.

19. Haass C, Hung AY & Selkoe DJ (1991). *Processing of beta-amyloid precursor protein in microglia and astrocytes favors an internal localization over constitutive secretion.* J Neurosci 11(12), 3783-3793.

20. Han SJ, Lee JH, Hong SH, Park SD, Kim CG, Song MD & Park TK (2002). *AP180 binds to the C-terminal SH2 domain of phospholipase C-gamma1 and inhibits its enzymatic activity.* Biochem Biophys Res Commun 290(1), 35-41.

21. Hardy J (1997). *Amyloid, the presenilins and Alzheimer's disease.* Trends Neurosci 20(4), 154-159.

22. Hardy J & Selkoe DJ (2002). *The amyloid hypothesis of Alzheimer's disease: progress and problems on the road to therapeutics.* Science 297(5580), 353-356.

23. Hardy JA & Higgins GA (1992). *Alzheimer's disease: the amyloid cascade hypothesis.* Science 256(5054), 184-185.

24. Harel A, Wu F, Mattson MP, Morris CM & Yao PJ (2008). *Evidence for CALM in directing VAMP2 trafficking.* Traffic 9(3), 417-429.

25. Harold D, Abraham R, Hollingworth P, Sims R, Gerrish A, Hamshere ML, Pahwa JS, Moskvina V, Dowzell K, Williams A, Jones N, Thomas C, Stretton A, Morgan AR, Lovestone S, Powell J, Proitsi P, Lupton MK, Brayne C, Rubinsztein DC, Gill M, Lawlor B, Lynch A, Morgan K, Brown KS, Passmore PA, Craig D, McGuinness B, Todd S, Holmes C, Mann D, Smith AD, Love S, Kehoe PG, Hardy J, Mead S, Fox N,

Rossor M, Collinge J, Maier W, Jessen F, Schurmann B, van den Bussche H, Heuser I, Kornhuber J, Wiltfang J, Dichgans M, Frolich L, Hampel H, Hull M, Rujescu D, Goate AM, Kauwe JS, Cruchaga C, Nowotny P, Morris JC, Mayo K, Sleegers K, Bettens K, Engelborghs S, De Deyn PP, Van Broeckhoven C, Livingston G, Bass NJ, Gurling H, McQuillin A, Gwilliam R, Deloukas P, Al-Chalabi A, Shaw CE, Tsolaki M, Singleton AB, Guerreiro R, Muhleisen TW, Nothen MM, Moebus S, Jockel KH, Klopp N, Wichmann HE, Carrasquillo MM, Pankratz VS, Younkin SG, Holmans PA, O'Donovan M, Owen MJ & Williams J (2009). *Genome-wide association study identifies variants at CLU and PICALM associated with Alzheimer's disease.* Nat Genet 41(10), 1088-1093.

26. Iqbal K, Alonso Adel C, Chen S, Chohan MO, El-Akkad E, Gong CX, Khatoon S, Li B, Liu F, Rahman A, Tanimukai H & Grundke-Iqbal I (2005). *Tau pathology in Alzheimer disease and other tauopathies.* Biochim Biophys Acta 1739(2-3), 198-210.

27. Jun G, Naj AC, Beecham GW, Wang LS, Buros J, Gallins PJ, Buxbaum JD, Ertekin-Taner N, Fallin MD, Friedland R, Inzelberg R, Kramer P, Rogaeva E, St George-Hyslop P, Cantwell LB, Dombroski BA, Saykin AJ, Reiman EM, Bennett DA, Morris JC, Lunetta KL, Martin ER, Montine TJ, Goate AM, Blacker D, Tsuang DW, Beekly D, Cupples LA, Hakonarson H, Kukull W, Foroud TM, Haines J, Mayeux R, Farrer LA, Pericak-Vance MA & Schellenberg GD (2010). *Meta-analysis confirms CR1, CLU, and PICALM as alzheimer disease risk loci and reveals interactions with APOE genotypes.* Arch Neurol 67(12), 1473-1484.

28. Kang J, Lemaire HG, Unterbeck A, Salbaum JM, Masters CL, Grzeschik KH, Multhaup G, Beyreuther K & Muller-Hill B (1987). *The precursor of Alzheimer's disease amyloid A4 protein resembles a cell-surface receptor.* Nature 325(6106), 733-736.

29. Kim HL & Kim JA (2000). *Purification of clathrin assembly protein from rat liver.* Exp Mol Med 32(4), 222-226.

30. Kim JA & Kim HL (2001). *Cell-free expression and functional reconstitution of CALM in clathrin assembly.* Exp Mol Med 33(2), 89-94.

31. Kim JA & Kim HL (2001). *Cleavage of purified neuronal clathrin assembly protein (CALM) by caspase 3 and calpain.* Exp Mol Med 33(4), 245-250.

32. Kim JA, Kim SR, Jung YK, Woo SY, Seoh JY, Hong YS & Kim HL (2000). *Properties of GST-CALM expressed in E. coli.* Exp Mol Med 32(2), 93-99.

33. Kim W & Hecht MH (2005). *Sequence determinants of enhanced amyloidogenicity of Alzheimer A{beta}42 peptide relative to A{beta}40.* J Biol Chem 280(41), 35069-35076.

34. Klebig ML, Wall MD, Potter MD, Rowe EL, Carpenter DA & Rinchik EM (2003). *Mutations in the clathrin-assembly gene Picalm are responsible for the hematopoietic and iron metabolism abnormalities in fit1 mice.* Proc Natl Acad Sci U S A 100(14), 8360-8365.

35. Koo EH & Squazzo SL (1994). *Evidence that production and release of amyloid beta-protein involves the endocytic pathway.* J Biol Chem 269(26), 17386-17389.

36. Lambert JC, Zelenika D, Hiltunen M, Chouraki V, Combarros O, Bullido MJ, Tognoni G, Fievet N, Boland A, Arosio B, Coto E, Del Zompo M, Mateo I, Frank-Garcia A, Helisalmi S, Porcellini E, Pilotto A, Forti P, Ferri R, Delepine M, Scarpini E, Siciliano G, Solfrizzi V, Sorbi S, Spalletta G, Ravaglia G, Valdivieso F, Alvarez V, Bosco P, Mancuso M, Panza F, Nacmias B, Bossu P, Piccardi P, Annoni G, Seripa D, Galimberti D, Licastro F, Lathrop M, Soininen H & Amouyel P (2011). *Evidence of the association of BIN1 and PICALM with the AD risk in contrasting European populations.* Neurobiol Aging 32(4), 756 e711-755.

37. Meyerholz A, Hinrichsen L, Groos S, Esk PC, Brandes G & Ungewickell EJ (2005). *Effect of clathrin assembly lymphoid myeloid leukemia protein depletion on clathrin coat formation.* Traffic 6(12), 1225-1234.

38. Olmsted JB, Carlson K, Klebe R, Ruddle F & Rosenbaum J (1970). *Isolation of microtubule protein from cultured mouse neuroblastoma cells.* Proc Natl Acad Sci U S A 65(1), 129-136.

39. Prince MJ, Acosta D, Castro-Costa E, Jackson J & Shaji KS (2009). *Packages of care for dementia in low- and middle-income countries.* PLoS Med 6(11), e1000176.

40. Schjeide BM, Schnack C, Lambert JC, Lill CM, Kirchheiner J, Tumani H, Otto M, Tanzi RE, Lehrach H, Amouyel P, von Arnim CA & Bertram L (2011). *The role of clusterin, complement receptor 1, and phosphatidylinositol binding clathrin assembly protein in Alzheimer disease risk and cerebrospinal fluid biomarker levels.* Arch Gen Psychiatry 68(2), 207-213.

41. Selkoe DJ (2001). *Alzheimer's disease: genes, proteins, and therapy.* Physiol Rev 81(2), 741-766.

42. Selkoe DJ & Wolfe MS (2007). *Presenilin: running with scissors in the membrane.* Cell 131(2), 215-221.

43. Shaw G, Morse S, Ararat M & Graham FL (2002). *Preferential transformation of human neuronal cells by human adenoviruses and the origin of HEK 293 cells.* FASEB J 16(8), 869-871.

44. Shein HM & Enders JF (1962). *Transformation induced by simian virus 40 in human renal cell cultures. I. Morphology and growth characteristics.* Proc Natl Acad Sci U S A 48, 1164-1172.

45. Sisodia SS, Koo EH, Beyreuther K, Unterbeck A & Price DL (1990). *Evidence that beta-amyloid protein in Alzheimer's disease is not derived by normal processing.* Science 248(4954), 492-495.

46. Smith PK, Krohn RI, Hermanson GT, Mallia AK, Gartner FH, Provenzano MD, Fujimoto EK, Goeke NM, Olson BJ & Klenk DC (1985). *Measurement of protein using bicinchoninic acid.* Anal Biochem 150(1), 76-85.

47. Strittmatter WJ, Saunders AM, Schmechel D, Pericak-Vance M, Enghild J, Salvesen GS & Roses AD (1993). *Apolipoprotein E: high-avidity binding to beta-amyloid and increased frequency of type 4 allele in late-onset familial Alzheimer disease.* Proc Natl Acad Sci U S A 90(5), 1977-1981.

48. Tang BL (2009). *Neuronal protein trafficking associated with Alzheimer disease: from APP and BACE1 to glutamate receptors.* Cell Adh Migr 3(1), 118-128.

49. Tebar F, Bohlander SK & Sorkin A (1999). *Clathrin assembly lymphoid myeloid leukemia (CALM) protein: localization in endocytic-coated pits, interactions with clathrin, and the impact of overexpression on clathrin-mediated traffic.* Mol Biol Cell 10(8), 2687-2702.

50. Thinakaran G & Koo EH (2008). *Amyloid precursor protein trafficking, processing, and function.* J Biol Chem 283(44), 29615-29619.

51. Vassar R, Bennett BD, Babu-Khan S, Kahn S, Mendiaz EA, Denis P, Teplow DB, Ross S, Amarante P, Loeloff R, Luo Y, Fisher S, Fuller J, Edenson S, Lile J, Jarosinski MA, Biere AL, Curran E, Burgess T, Louis JC, Collins F, Treanor J, Rogers G & Citron M (1999). *Beta-secretase cleavage of Alzheimer's amyloid precursor protein by the transmembrane aspartic protease BACE.* Science 286(5440), 735-741.

52. Vecchi M, Polo S, Poupon V, van de Loo JW, Benmerah A & Di Fiore PP (2001). *Nucleocytoplasmic shuttling of endocytic proteins.* J Cell Biol 153(7), 1511-1517.

53. von Einem B, Schwanzar D, Rehn F, Beyer AS, Weber P, Wagner M, Schneckenburger H & von Arnim CA (2010). *The role of low-density receptor-related protein 1 (LRP1) as a competitive substrate of the amyloid precursor protein (APP) for BACE1.* Exp Neurol 225(1), 85-93.

54. Waring SC & Rosenberg RN (2008). *Genome-wide association studies in Alzheimer disease.* Arch Neurol 65(3), 329-334.

55. Yao PJ, Zhang P, Mattson MP & Furukawa K (2003). *Heterogeneity of endocytic proteins: distribution of clathrin adaptor proteins in neurons and glia.* Neuroscience 121(1), 25-37.

# Eidesstattliche Erklärung

Ich versichere hiermit, dass ich die vorliegende Arbeit mit dem Thema

„Klonierung des Phosphatidylinositol binding clathrin assembly proteins (PICALM) und Untersuchung der Interaktion mit dem Protein APP in Verbindung mit der Alzheimer Krankheit"

selbstständig verfasst und keine anderen Hilfsmittel als die angegebenen benutzt habe. Die Stellen, die anderen Werken dem Wortlaut oder dem Sinn nach entnommen sind, habe ich in jedem einzelnen Fall durch Angabe der Quelle kenntlich gemacht.

Ich erkläre hiermit weiterhin, dass ich meine wissenschaftlichen Arbeiten nach den Prinzipien der guten wissenschaftlichen Praxis gemäß der gültigen „Satzung der Universität Ulm zur Sicherung guter wissenschaftlicher Praxis" angefertigt habe.

Ulm, den 21.07.2011

______________________________

(Unterschrift)

# Danksagung

Zunächst möchte ich mich bei Christine von Arnim für die Chance bedanken, dass ich in dieser tollen Arbeitsgruppe meine Bachelorarbeit durchführen konnte, sowie für die Hilfe zu erkennen, um was es in solch einer Arbeit wirklich geht. Außerdem möchte ich mich bei ihr sowie bei Bernd Knöll für die Erst- und Zweitkorrektur dieser Arbeit bedanken.

Besonderen Dank gebührt Cathrin Schnack für die Betreuung und das Korrekturlesen dieser Arbeit sowie der Hilfe bei der Planung von Experimenten. Auch dafür, dass sie mich wieder auf den Boden zurück geholt hat, wenn ich in meinen Vorhaben etwas abgehoben bin.

Ebenfalls ein herzliches Dankeschön an das restliche Laborteam – Björn von Einem, Anke Hellrung und Daniel Schwanzar – für die Ratschläge, Tipps und Unterstützung bei der Laborarbeit und darüber hinaus. Es hat viel Spaß gemacht mit euch allen zu arbeiten.

Bedanken möchte ich schließlich vor allem auch bei meinen Eltern, die immer an mich geglaubt und stets die passenden Worte gefunden haben, um mich selbst in den schlechtesten Zeiten wieder aufzubauen.

Danke.